Krebs macht nicht nur tot
... und Ärzte wissen auch nicht alles!

Eine Geschichte über die Kraft der Selbstheilung, Oberst Leuko
mit den Blutplättchen und Ärzten in Erklärungsnöten

von Mona Hagemeier

Für Niklas und Marcel

Geht in die Welt, glaubt an euch
und findet euren eigenen Weg!
Mein Herz und meine Gedanken sind immer bei euch!
Ich hab euch unendlich lieb!!

Danksagung

Dieses ist mein erstes Buch. Dies ist die kleine Zusammenfassung über mein Leben und die einschneidenden Ereignisse, die mich dazu gebracht haben, dieses Buch überhaupt zu schreiben.

Und es gibt Menschen in meinem Leben, ohne die würde ich weder auf dieser Welt „mein Unwesen treiben", ohne die hätte ich niemals die Kraft gehabt, alle Höhen und Tiefen meines Lebens zu bewältigen, noch hätte ich ohne diese Menschen den Mut gehabt, dieses Projekt zu starten.

Diesen Menschen möchte ich an dieser Stelle meinen aufrichtigen Dank aussprechen.

Meinen Eltern, dass sie mir das Leben geschenkt haben und mich mit viel Liebe und nach besten Wissen und Gewissen erzogen haben, immer für mich da waren. Danke, Mama und Papa. Ebenso ein Danke an meine Geschwister, Gaby und Thomas, die mich geliebt und „ertragen" haben, die ebenfalls immer für mich da waren, wenn ich sie brauchte.

Danke, Niklas und Marcel, dass ihr die wunderbarsten Söhne seid, die ich mir wünschen kann. Danke, dass ihr „trotz und alledem", aller widrigen Umstände, die euch in eurem jungen Leben ereilt haben, so großartige, verantwortungsvolle und liebenswerte (fast) Erwachsene geworden seid.

Ein ganz großer Dank gilt Uwe, der mich ermutigt hat – immer und immer wieder – meine Erfahrungen zu Papier zu bringen, Tränen getrocknet hat, wenn mich die Gegenwart und/oder die Vergangenheit einholten.

Danke an meinen Ex-Mann, dem ich vor allem meine wunderbaren Söhne zu verdanken habe.

Mein Dank gilt auch meiner Schwägerin Michaela und meiner Freundin Andrea, meinen Erstlesern, die kleine

Fehler ausmerzten und mir mit ihrer Meinung und Kritik Mut machten, dran zu bleiben.

Danke an alle, die mich auf meinem Weg begleitet und unterstützt haben besonders auch Kathrin, Maria, Steffi und Kerstin, ebenso Karin und Konstanze Schlitt.

Inhaltsverzeichnis

Vorwort

Vielleicht ist dies nicht das erste Buch, welches du über die Bewältigung und den Umgang mit der Diagnose Krebs „in die Finger bekommst". Oder vielleicht doch ...? Was auch immer du dir davon erwartest, dies Buch ist keine wissenschaftliche Abhandlung, keine Anleitung, wie du (falls du direkt betroffen bist), mit einer lebensbedrohlichen Diagnose umgehen sollst. Aber vielleicht öffnet es dir einen neuen Blickwinkel, einen Weg, im Umgang mit der Diagnose und dem Leben danach. Oder du bist vielleicht ein Angehöriger, der durch dieses Buch einen Impuls für die Unterstützung eines lieben, erkrankten Menschen bekommt.

Übrigens ist dieses Buch ebenso wenig ein literarisches Meisterwerk, welches Herrn Reich-Ranicki beispielsweise zu tosenden Begeisterungsstürmen veranlassen würde. Falls du diesen Anspruch haben solltest, dann sei an dieser Stelle gewarnt. Meine Niederschrift kommt etwas „einfacher daher".

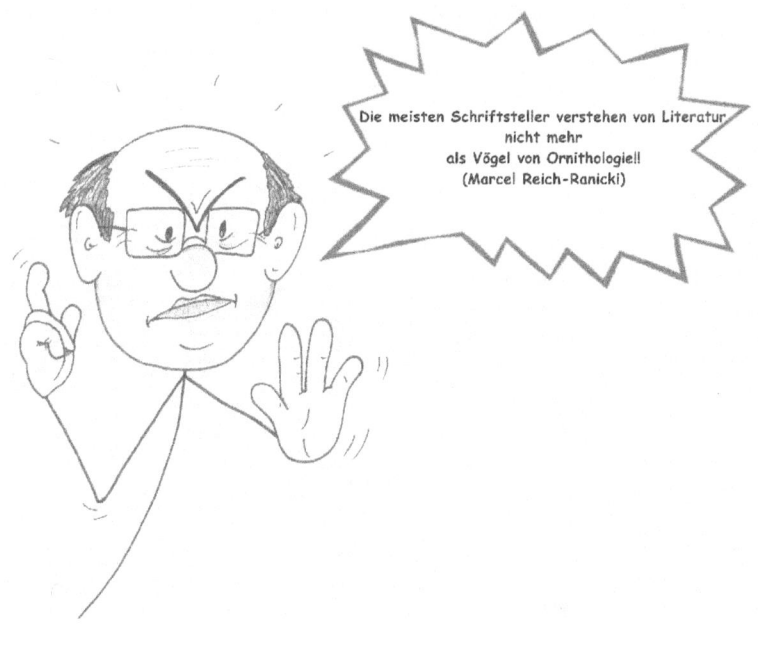

Die meisten Schriftsteller verstehen von Literatur nicht mehr als Vögel von Ornithologie!!
(Marcel Reich-Ranicki)

Doch eines wünsche ich mir, was dieses Buch sein soll und ist: ein Hoffnungs-Spender. Es soll dir einen Lichtblick schenken und dich motivieren, an dich selbst zu glauben und an die Kraft, die in dir – in jedem von uns - steckt. Die Macht und Stärke der Selbstheilungskräfte.

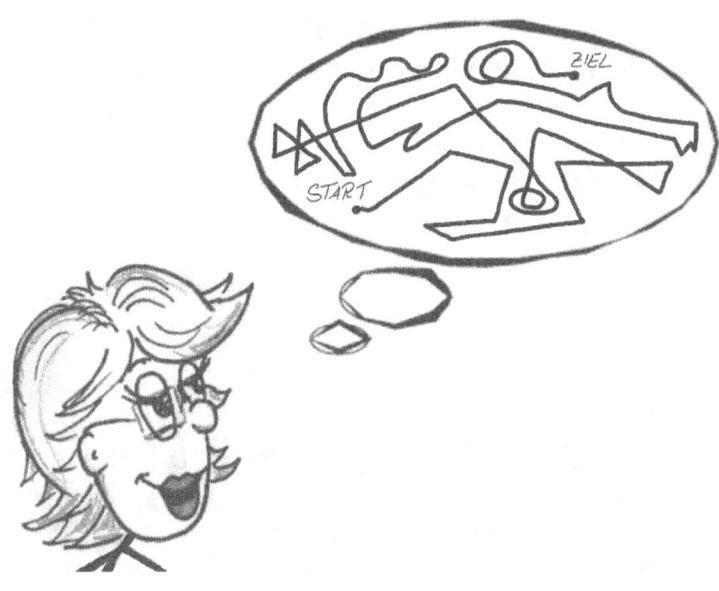

Auf den nächsten Seiten erzähle ich dir meine „kleine" Geschichte und von den Erkenntnissen, die ich durch all meine Erfahrungen in den 44 Jahren meines Lebens gewonnen habe. Nichts im Leben passiert ohne Grund. Manches verändert das eigene Dasein kaum, anderes wiederum absolut einschneidend und nachhaltig. Wichtig ist eigentlich nur, dass wir daraus lernen.

Ob es Fehler sind die wir gemacht haben, Positives was wir vielleicht bewirkt haben oder eben Erkrankungen, die wir durchleben müssen. Bei mir selbst war es ein langer, bisweilen drastischer Weg, den ich gegangen bin, um schlussendlich bei MIR und in MEINEM Leben anzukommen und um zu verstehen. Aber es war eben mein Weg und ich bin dankbar, dass ich ihn gehen konnte. So werde ich dir meine Entwicklung schildern. Vom kleinen süßen Mädchen, zum Teenager mit wenig Selbstbewusstsein, hin zur erwachsenen Frau, die ein Leben lebte, von dem sie meinte, es wäre das ihre. Doch war es das wirklich? Oder traute ich mich einfach nicht, ich selbst zu sein? Einfach ein wenig anders, als ich dachte, dass es alle von mir erwarteten?

3

Erst durch meine Erkrankung und andere Schicksalsschläge, die sich in meinem Leben ereigneten, wandelte sich mein Blickwinkel auf mein Leben. Mein Bewusstsein für das, was für mich wichtig war, änderte sich grundlegend, ... änderte mich grundlegend. Diese Umstände öffneten mir die Sicht auf meine innere Kraft und Stärke, meinen Lebenswillen. Ebenso fand ich durch all das, was mir auf meinem Pfad des Lebens begegnete meine Talente, meinen Humor und den Mut, dies alles auszuleben. Aber vor allem fand ich eines: meine „Wunderwaffe" gegen den grässlichen Graus, den Krebs. Meine ganz persönliche Infanterie im erfolgreichen Kampf um mein Leben.

Wenn du nun also etwas neugierig geworden bist, würde ich mich sehr freuen, wenn dir meine Geschichte ein Wegweiser zu deinem inneren ICH, zu deinem inneren Arzt und den Glauben an dich selbst sein kann. Wenn du nur ein ganz kleines Stückchen aus diesen Zeilen für dich mitnehmen kannst, dann habe ich schon unendlich viel erreicht!

Danke! Danke, für mein Leben ...!

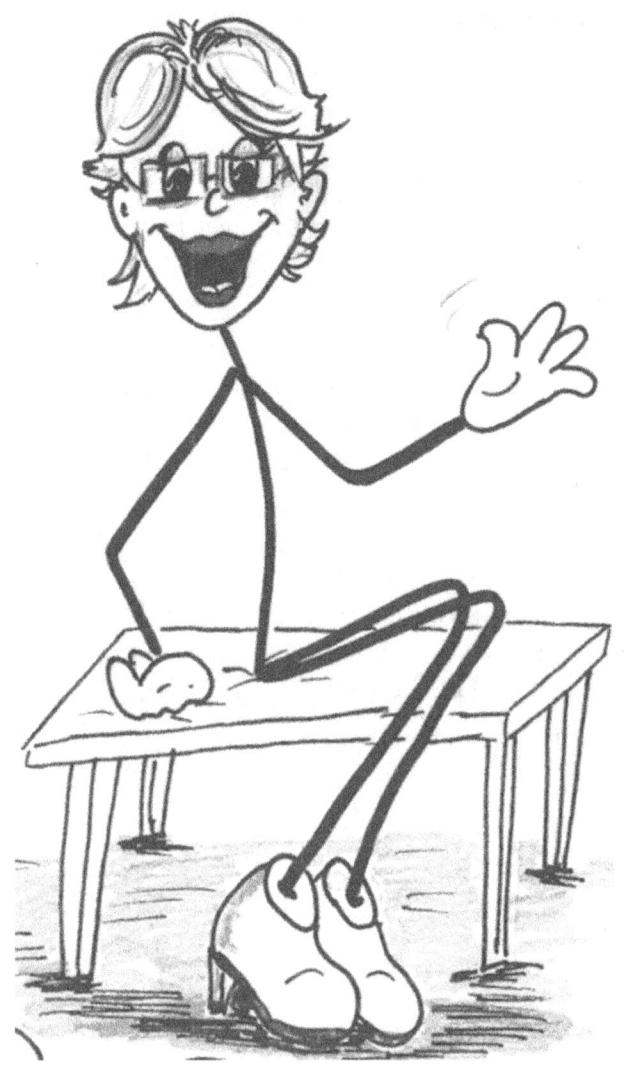

„Wenn du am Morgen aufstehst, denke daran, was für ein köstlicher Schatz es ist, zu leben, zu denken, sich zu freuen und zu lieben!" (Marcus Aurelius)

Werdegang einer Selbstansicht

Kapitel 1

Da kommt man mit "Karacho" auf diese schöne Welt und dann steht man da, mit seinem kleinen Leben. Alles ist neu, kalt, laut und irgendwie auf den ersten Blick lebensbedrohlich, doch auf den zweiten Blick ist es ein wunderbarer Ort, voll Liebe und Wärme. Doch wenn man nicht ganz genau aufpasst, einmal seinen Blick dafür wieder verschließt, dann kann das fatale Folgen haben. Und das Leben gerät aus den Fugen.

Kennst du das auch? Hast du es auch schon erlebt, dass vermeintlich alles gut war und plötzlich (aber nur gefühlt plötzlich) ist nichts mehr wie es war! Mein Leben stellte mir solche Herausforderungen. Und dann hatte ich die Wahl, aus diesen Herausforderungen etwas zu lernen oder sie zu ignorieren und weiter zu machen wie immer.

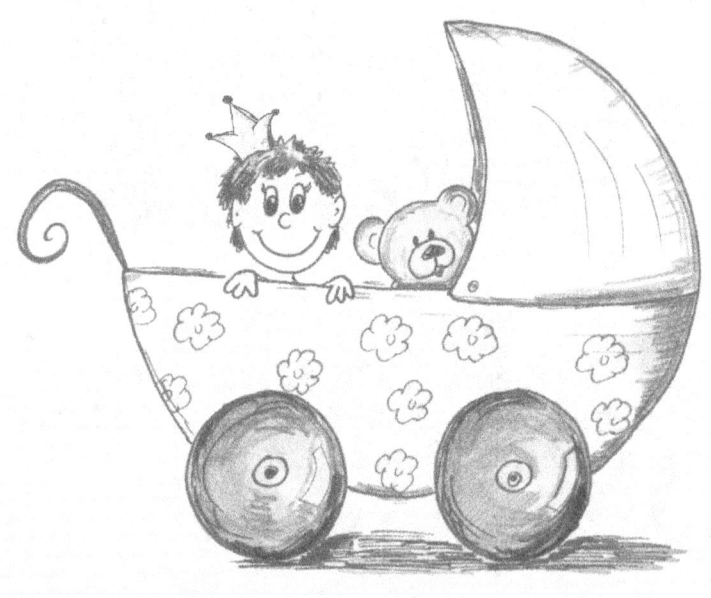

Jeder Mensch ist anders. Seine Wahrnehmung, sein Charakter. Was alles auf die Psyche eines Menschen Einfluss hat, … nun ich bin keine Fachfrau. Fakt ist jedoch, dass das gleiche Leben, aus zwei unterschiedlichen Perspektiven (oder auch menschlichen Augen) betrachtet, ganz anders ausschaut. Ereignisse die stattfinden, sind für den einen Nichtigkeiten, für den anderen sind es schicksalhafte, alles verändernde Donnerschläge. Positive oder Negative, wie auch immer.

Meine „Geschichte", mein Leben, meine Erfahrungen, aus meinem höchsteigenen, manchmal vielleicht durchaus verdrehten Blickwinkel, möchte ich hier nun auf den nächsten Seiten erzählen. Fakt ist auch, dass ich heute viele Dinge anders sehe und verstehe. Aber dahin zu kommen, nun, das war ein weiter, für mich manchmal auch sehr steiniger Weg. Und, um es schon mal vorweg zu nehmen, ich bin froh und dankbar, dass ich in meinem Leben viele Erfahrungen machen durfte, und sehr viel daraus lernen konnte. Dankbar auch, eine so tolle Familie, tolle Freunde und viele andere Menschen in meinem Umfeld zu haben, die mich auf meinem Weg begleiten und begleitet haben. Manchmal dauerte es halt ein wenig länger, bis ich das erkannte.

Also:

Im Januar 1969 kam ich unter, wie ich es vom Hörensagen weiß, dramatischen Bedingungen auf diese Welt. Meine Mutter lag wohl sehr lange mit mir in den Wehen (36 Stunden glaube ich) und es ging ihr gar nicht gut unter der Geburt. Na, das war ja schon mal ein großartiger Beginn! Da kündigt sich nach 12 Jahren noch mal so ein Zwerg bei meinen Eltern an, meine beiden Geschwister sind 11 und 12 Jahre älter als ich, und dann macht er gleich so einen Stress!! Na fantastisch, wenn das mal kein Zeichen war!

Wie ich weiß, wurde der Zwerg dann aber zur kleinen Prinzessin, die von ihrer Familie sehr geliebt, aber (so „munkelt" man) ziemlich verhätschelt und wohl auch verwöhnt wurde. Nun, das war aus meiner Sicht ja schon mal gut. Mama, Papa, Schwester, Bruder ... alle kümmerten sich um mich, alle hatten mich ganz doll lieb und fanden mich einfach toll! Was kann sich ein Kind mehr vom Leben wünschen?? Alles prima also!!

Leben heißt Veränderung. So ist es im Leben eine unumgängliche Tatsache, dass süße Babies größer werden, niedliche Kleinkinder werden, ihren eigenen Willen entwickeln, kurz gesagt: durchaus nicht NUR fantastisch für ihre liebenden Angehörigen sind. „Ist doch ganz normal!", könntest du jetzt sagen. Und ich sage: Stimmt!!

Normal ist auch, dass meine Eltern damals, nachdem meine Geschwister ja nun schon alt genug waren und langsam ihre eigenen Wege gehen wollten und konnten, anfingen ihren Freizeitaktivitäten nachzugehen. Wobei ich, die kleine Monika, allen Vieren bei der Durchführung immer wieder einen Strich durch die Rechnung machte. So teilte meine große Schwester nicht nur ihr Zimmer mit mir, sie durfte mich auch überall mit hin nehmen. Was sie auch tat, sicherlich nicht immer begeistert. Denn wenn sie sich mit einem Freund traf, hatte ich wohl anschließend nichts Besseres zu tun, als bei der Heimkehr zu plappern: "Mama ... Gaby ... Mann!!!" So wurde es mir zumindest im Laufe der Jahre immer wieder erzählt.

Ich schätze, meine große Schwester hätte mich in diesen Momenten am liebsten auf den Mond verfrachtet. Egal, wie doll sie mich lieb hatte, dass ich störte und in solchen Momenten natürlich unerwünscht war (sehr nachvollziehbar aus heutiger Sicht), spürte mein kleines Kinderherz, meine Seele, damals sicher sehr genau. Bzw. für die kleine Monika fühlte sich das so an: ich störe, bin unerwünscht! Klar konnte ich damals nicht verstehen, wie das für meine Schwester gewesen sein muss.

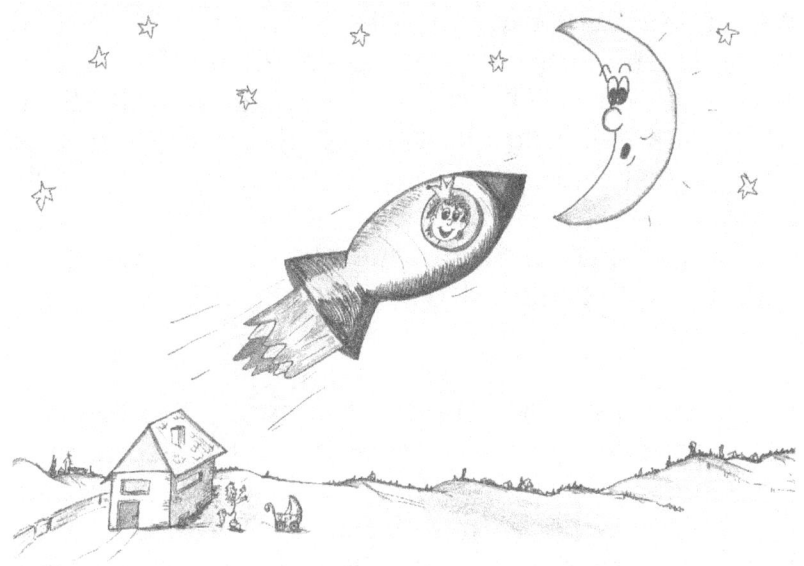

Und wenn ich es mir heute auch wirklich vorstellen kann, bin ich der Meinung, dass dieses Gefühl damals, für mich als kleines Kind ganz schlimm war und Spuren hinterlassen hat, die sich auf mein späteres Leben auswirkten. Dank der Bearbeitung und Verarbeitung mit meiner Psychotherapeutin weiß ich das heute. Das zu erkennen und zu verstehen hat mir unglaublich gut getan, denn dadurch kann ich auch meine Schwester, meinen Bruder und meine Eltern viel besser verstehen.

Eine ganz große Wunde riss z. B. auch der plötzliche Auszug meiner geliebten Gaby in meine Kinderseele. Sie war für mich ja so etwas wie meine zweite Mama. Und die verließ mich von heute auf morgen, denn sie hatte ihren Mann für´s Leben kennen gelernt. Tolle Sache! Für sie … für mich war das eine schreckliche Erfahrung. Mein Schwager war damals schon ein willensstarker, mit beiden Beinen im Leben stehender Mann. Aus Erzählungen klang es für mich später immer so, als hätte er sie vor die Wahl gestellt:

"Entweder deine kleine Schwester oder ich!" So ähnlich hatte ich es mir immer vorgestellt. Keine Ahnung, wie es wirklich war. Aus Sicht meiner Schwester war die darauf folgende Entscheidung sicher auch die Beste ihres Lebens. Ich muss gestehen, während ich diese Zeilen schreibe, kullern mir die Tränen runter, was mir zeigt, wie sehr mir dieser wirklich spontane Auszug meiner Schwester damals weh tat. Begriff ich mit 4 bis 5 Jahren doch gar nicht, was da passierte.

Es war ein Dienstagabend gewesen. Dienstags gehen meine Eltern seit Jahrzehnten zum Chor (auch heute noch) und so musste immer jemand auf mich aufpassen. An diesem Abend war es mein Bruder Thomas. Also, Gaby kam nach Hause packte ihre Kleidung geschwind in einen Koffer, denn sie wollte ja weg sein, bevor die Eltern wieder kamen. Kannst du dir vorstellen wie das vor fast 40 Jahren war? In einem relativ streng katholischem Haushalt? Nicht extrem, aber der sonntägliche Kirchgang, Tischgebete und strenge Einhaltung der Feiertagsregeln waren doch geboten.

So war es für meine Eltern, vor allem für meinen Vater, die allergrößte Sünde, in wilder Ehe zu leben. Und was die Leute sagen würden!!?? So war das halt, so sind sie halt, meine lieben „Oldies". Gaby sprach an dem Abend etwas mit meinem Bruder und sagte zu mir, die ihr erstaunt zuschaute, wie sie alle Sachen aus unserem Zimmer zusammen packte: "Ich komme bald wieder!" Was ich, die kleine Monika, ihr natürlich glaubte und mich erstmal beruhigte. Wie das für meine Schwester war – ich habe mir ehrlich gestanden lange Jahre keine Gedanken darüber gemacht. Heute bin ich mir sicher, dass es ihr nicht leicht gefallen ist.

Draußen stand jedenfalls mein heutiger Schwager Jochen, und wartete auf sie. Für Gaby war es wohl, wie schon gesagt, die beste Entscheidung ihres Lebens. Sie ist heute noch immer mit Jochen verheiratet. Für mich war es jedoch das erste wirklich große Drama in meinem Leben.

Und es hat tatsächlich sehr nachhaltige Spuren hinterlassen, ... sitze ich doch noch immer hier und schreibe dies mit kullernden Tränen.

Dachte ich doch, ich hätte das schon etwas besser verarbeitet!! Das Ganze trübte für mich wohl auch die Beziehung zu meinem Schwager. Bis vor ein paar Jahren war mein Verhältnis zu ihm ein wenig "gestört", das wissen wir beide. Lieb haben wir uns aber trotzdem!

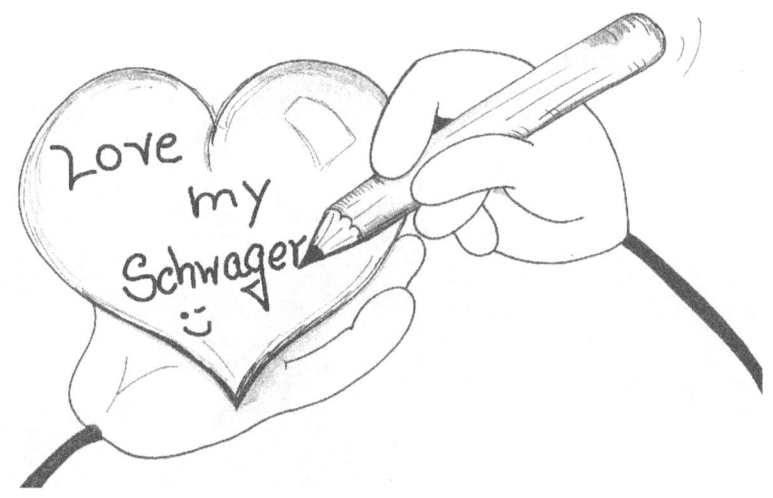

Es trug jedoch nicht wirklich positiv dazu bei, dass man mir mit 6 Jahren - im Spaß - sagte, als die beiden kurz vor Weihnachten heirateten, dass ich keine Geschenke vom Christkind bekommen würde. Schließlich bekäme ich ja einen Schwager und die Hochzeit wäre so teuer! Keine Weihnachtsgeschenke?? Das ist etwas, dass man sich mit 6 Jahren sehnlichst wünscht, oder? Nun, vor gar nicht allzu langer Zeit schloss ich für mich mit all dem meinen Frieden.

In den darauffolgenden Jahren, nachdem Gaby ausgezogen war, hatte dann mein Bruder Thomas das große Los gezogen. Dann durfte er, vor allem dienstags, auf mich aufpassen. Das fand auch er mit 11 bis 12 Jahren sicher ganz toll, jedoch mit 18 bis 19 Jahren war es für ihn sicherlich auch so gar nicht mehr so witzig und süß! Vor allem weil ich schon immer eine Nachteule war, nur äußerst ungern ins Bett ging und immer wieder aufstand. Einmal nahm er mich sogar auf seiner Mokick mit, als er seine Freundin nach Hause brachte. Er setzte mich einfach zwischen sich und seine Freundin und so knatterten wir durch die Nacht.

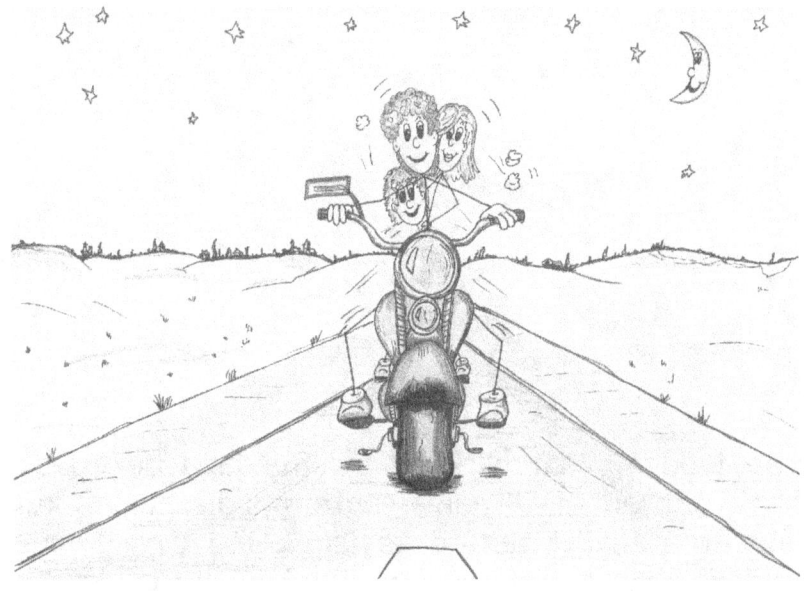

Es war dann unser „grooooooßes Geheimnis" vor meinen Eltern. Das war sehr aufregend! Aber klar ist natürlich auch, dass Thomas oftmals genervt von mir war und mich das auch mehr oder weniger deutlich spüren ließ. Und die kleine Monika fühlte sich dadurch dann wiederum unerwünscht und ungeliebt. Es war meine Wahrnehmung. Als Kind sieht man die Dinge halt nur von seiner Seite aus. Und ist es, aus kindlicher Sicht, nicht auch sehr erklärbar, dass ein Kind, welches zu Anfang nahezu "vergöttert" wurde und dann, je älter es wird, doch immer wieder eher als störend empfunden, das ein oder andere seelische Problemchen hat?

Wahrscheinlich liegt es auch darin begründet, dass ich – bis ich sage und schreibe 12 Jahre alt war – jede Nacht bei meinen Eltern ins Bett kroch. Ich konnte es damals natürlich gar nicht begründen, heute würde ich sagen, es sind Verlustängste gewesen … und am Ende ein Stück weit Gewohnheit. Und es war auch eine „Sache", die von meinen Geschwistern bei meinen Eltern immer wieder zum Thema gemacht wurde. Heute verständlich, damals für mich natürlich nicht. Was war daran falsch? Was machte ich falsch? Ich verstand das damals immer gar nicht.

So wuchs ich heran. Soweit ich mich erinnern kann eine recht ruhige und schöne Jugend. Ich stellte nichts an, war recht brav, war viel in der Nachbarschaft unterwegs und spielte draußen mit den anderen Kindern. In der Schule lief alles ganz ok, keine Bestnoten, normaler Durchschnitt halt. Die einzigen Probleme gab es eigentlich nur mit Mathe (von Anfang an und bis heute!!) und später mit der französischen Sprache. Das war so gar nicht meins!!

Meine Eltern erlaubten mir damals viel - zu viel für den Geschmack meiner Geschwister (is ja klar!!! Die Kleine darf alles!!). Außerdem war ich relativ verspielt. Meine letzte Puppe bekam ich mit 14 Jahren. Aber warum auch nicht?? Unfassbar übrigens für meinen Bruder. Außerdem hatte ich nur diverse Stars aus Film und Funk im Kopf und liebte es, in die Tanzschule zu gehen. Auch nicht ungewöhnlich für einen Teenager. An meinem Selbstbewusstsein „krankte" ich jedoch ein wenig rum. Niemals stand ich so wirklich für meine eigene Meinung ein. Die „Großen", die „Erwachsenen" wussten ja auch alles viel besser als ich. Ich hatte ja keine Ahnung von nix. Diese Haltung nahm ich auf jeden Fall für mich ein.

Was ich mal beruflich werden wollte, wusste ich schon gar nicht. Auch nicht, was ich für Talente hatte bzw. ob überhaupt welche, aber die Dinge die ich NICHT konnte, waren mir ganz klar! Darauf hatte man mich ja auch zur Genüge hingewiesen. "Rechne mal das kleine 1x1! Was ist 7 x 8, Monika!" Ich hasste es!! Und hasse es auch immer noch! Irgendwie fehlt mir da eine Gehirnwindung! Das ist einfach nicht mein Ding! Oder Aussagen wie: "Du bist so unordentlich und bringst nichts so recht zu Ende!" So oder so ähnlich hieß es immer.

Im Grunde meinte meine Familie es ja gut mit mir. Unterm Strich waren die Folgen für mich aber fatal. Kannst du dir vorstellen, dass das für mein Selbstbewusstsein nicht gerade förderlich war? Ich dachte immer: "Was soll´s? Ich kann das eh´ alles nicht!! Und hübsch bin ich auch nicht. Zu dicken Hintern und überhaupt!"

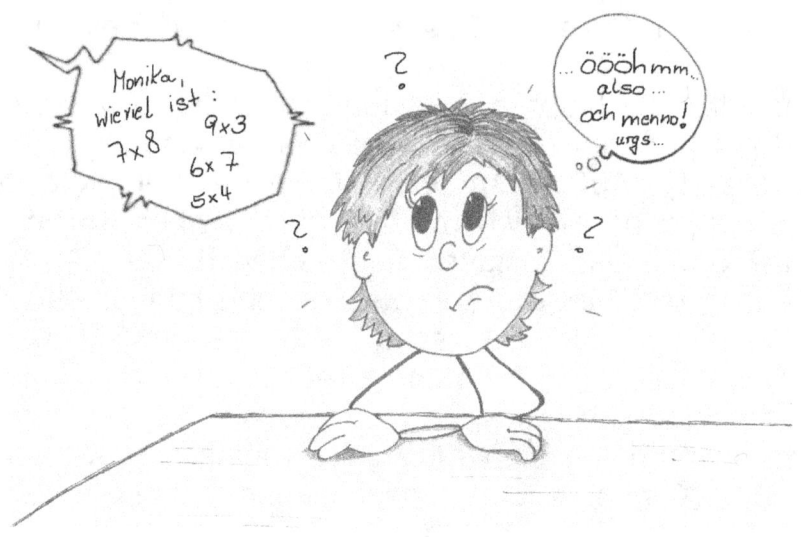

Kennst du das Gefühl, so gar nicht mit dir zufrieden zu sein? Gerade dann braucht man als Jugendlicher Motivation und Förderung, einen Anstubser in die richtige Richtung ….

Ich möchte meiner Familie nicht unrecht tun, aber: meine Talente hat sie nicht gesehen, so auch nicht gefördert. Und zur Stärkung des Selbstbewusstseins trugen so manche Kommentare der Schwester, des Bruders, des Schwagers halt auch nicht bei. Sorry, ihr Lieben, aber das ist nun mal so! Zumindest bei mir nicht. Denn mein Wesen, mein Charakter, war damals nicht sehr stark und ich ließ mich sehr schnell von so etwas demotivieren.

Lob oder Tadel, daran kann ich mich bei meinen Eltern gar nicht so wirklich erinnern. Es wird es sicherlich beides gegeben haben. Vielleicht ein bisschen wenig Lob. Vielleicht lag es daran, weil sie in ihrer eigenen Jugend selber nicht viel gelobt wurden. Es war ja auch wirklich eine harte Zeit, in der meine Eltern aufgewachsen sind. Heute weiß ich jedenfalls, dass sie sehr stolz auf mich sind und heute sagen sie es mir auch ganz oft. Einen dicken Kuss hierfür an Mama und Papa!! ☺

Wenn ich auch beruflich zunächst nicht wusste, wo mein Weg hinführen sollte, war für mich jedoch eins immer relativ klar: ich würde mal heiraten und Kinder haben. Das stand für mich sogar recht früh fest. Wollte ich doch eine junge Mutter sein! Das war doch auch in unserer Familie so vorgesehen. So sah ich es. Man heiratet früh, bekommt Kinder, ist als Mutter zu Hause und kümmert sich. So also auch mein Plan. Aber war das auch MEIN ureigenster Plan??

Damals dachte ich das jedenfalls. So machte ich erstmal meinen Realschulabschluss. Keinesfalls wollte ich weiter zur Schule gehen. Am liebsten wäre ich nur zur Tanzschule gegangen. Tanzen machte mir irre viel Spaß. Ich tanzte in den Tanzkursen mit vor; verbrachte jede freie Minute dort. Mein späterer Mann Frank war in diesem "Schmidtchen-Schleicher-Tempel" ;-) als Tanzlehrer tätig bzw. zunächst mal in der Ausbildung dazu. Wir kannten uns schon von der Schule, Nachbarn waren wir auch und so nahm "diese Geschichte" ihren Lauf.

Aber zunächst zurück zu meinem Schulabschluss. Also, klar war: Monika wollte nicht weiter zur Schule gehen. Weder höhere Handelsschule und schon gar nicht Abitur. Meine Eltern ließen mich gewähren. Meine Geschwister verstanden es überhaupt nicht. Vor allem wohl mein Bruder nicht. Der meinte, ich solle auf jeden Fall einen schulischen Weg einschlagen.

Ich aber wollte eine Ausbildung machen. Nur was??? Am liebsten hätte ich eine Ausbildung zur Kosmetikerin gemacht. Dazu hatte ich wirklich Lust. Da man diese Ausbildung aber selber hätte finanzieren müssen, kam das leider für meine Eltern überhaupt nicht in Frage. Es ergab sich dann die Möglichkeit für mich, in einer Drogerie anzufangen. Nachdem mir aber meine Schwägerin, mein Bruder hatte zwischenzeitlich auch geheiratet, sagte: "Willst du das wirklich? Da musst du immer samstags arbeiten und auch sonst sind das blöde Arbeitszeiten!", fiel das dann für mich wieder flach. Damals war ich einfach noch nicht standhaft genug in meinen Entscheidungen.
Mein Bruder, der schon immer ein Händchen bzw. Köpfchen für Zahlen hatte, schlug mir vor, eine Ausbildung zur Steuerfachgehilfin zu machen. Ein Job mit Zukunft, denn Steuern werden wohl immer gezahlt werden müssen! Ich bewarb mich also und bekam auch eine Stelle. Dass ich mit dieser Entscheidung, Steuerfachgehilfin zu werden, letztendlich einen ganz fatalen Fehler für mich traf, war mir natürlich nicht klar. Eine Sache war, dass ich an einen Ausbilder geriet, der mir mit meinen süßen 16 Jahren Avancen machte. Heutzutage würde man das wohl unter sexuelle Belästigung einstufen. Damals aber war das noch nicht so "bekannt". Mein Lehrherr grapschte mich auch nicht an, "nur" mal eine Hand auf der Schulter länger als nötig, z. B., und das war mir sehr, sehr unangenehm. Manche Äußerungen die er machte, wie sehr er mich doch mögen würde, überschritten meine persönliche Grenze.

Oder er holte mich von der Berufschule ab, ständig. Brachte Blumen oder kleine Stofftiere für mich an Weihnachten bei uns zu Hause vorbei, oder fing mich auf dem Weg von der Schule zum Büro ab, um mich mitzunehmen. Wenn ich zu Fuß unterwegs war, schaute ich mich damals ständig suchend nach einem grünen 3er BMW mit dem entsprechenden Kennzeichen um, immer in der Hoffnung, meinen Lehrherrn NICHT zu sehen. Und wenn ich meinen Eltern davon erzählte, traf ich auf taube Ohren. Sie konnten, wollten es nicht sehen oder glauben.

Wahrscheinlich waren sie damit überfordert und ihnen war nicht klar, wie schrecklich das wirklich für mich war. Ich hasste den Job. Meinen Chef. Buchhaltung. Steuern. Einfach alles. Aber ich zog die 3 Jahre durch, hatte ja auch keine andere Wahl. Mich nahm damals niemand "an die Hand" und sagte mir: "Das ist nicht in Ordnung, was der Mann da mit dir macht. Und der Job ist auch nicht das Richtige für dich!" Leider. Dass das, was „der Mann" da mit mir machte, wirklich nicht in Ordnung war, erlaubte ich mir erst vor kurzer Zeit zu sehen. Schwer erarbeitet mit meiner Psychotherapeutin. Das ist übrigens auch ein Grund, warum es mir heute so wichtig ist, dass meine Kinder einen Beruf wählen, der ihnen Spaß macht und ihren Neigungen entspricht. Wenn es die "brotlose Kunst" sein sollte, na bitte! Dann ist das eben so. Hauptsache glücklich!!!

In den letzten Jahren habe ich sehr viel meiner Vergangenheit aufgearbeitet und sie von vielen Seiten betrachtet. Mal die Perspektive gewechselt. Einiges habe ich dadurch verstanden, gelernt und begriffen. Übrigens habe ich auch gelernt zu verzeihen und zu vergeben. All meine Erfahrungen, angefangen in der frühen Kindheit, bis zunächst mal zur Berufswahl, und wie ICH sie damals wahr genommen und verarbeitet habe, führten dazu, dass meine Seele „krankte".

Für manch einen mögen das alles „Peanuts" gewesen sein. Das „innere Wesen", welches mir für mein Leben angedacht wurde, konnte damit jedoch nur auf diese Weise umgehen. Der Sinn meines Lebens erschloss sich mir zu dieser Zeit einfach nicht. Wozu war ich auf dieser Welt? Keine Ahnung, ich beschäftigte mich damals auch noch nicht mit esoterischen Dingen. Dazu kam ich erst, nachdem der "grässliche Graus" namens Krebs, das erste Mal zugeschlagen hatte.

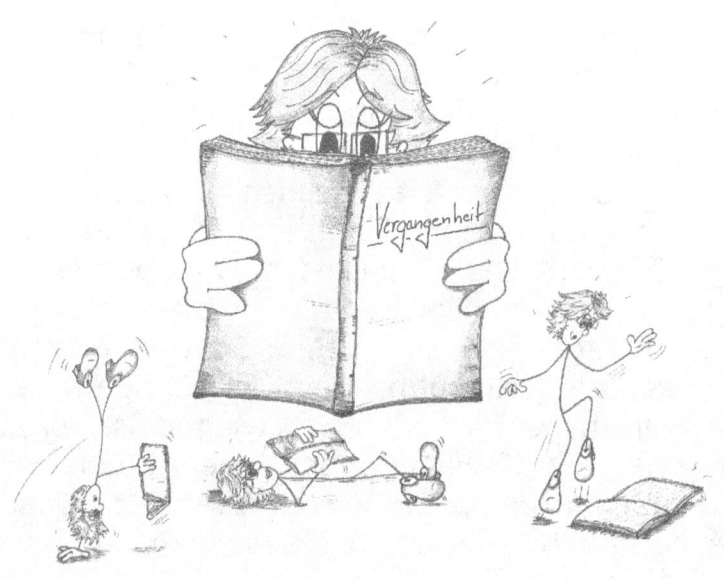

Meine Ausbildung beendete ich seinerzeit übrigens mit "Ach und Krach". Bestand sie „so gerade". Egal. Hauptsache es war vorbei und ich musste nie wieder in dieses Büro, zu diesem Lehrherrn!!!
Hätte ich während der Zeit meiner Ausbildung den Ausgleich als Volontaire in der Tanzschule nicht gehabt, hätte ich die 3 Jahre wahrscheinlich nicht so durchziehen können. Die Zeit, die ich in der Tanzschule verbrachte, war mein Lebensinhalt.

Schlussendlich war ich ausgelernte Steuerfachgehilfin und hatte somit wenigstens eine kfm. Ausbildung. Das war doch schon mal was! Mit 19 zog ich dann zu Hause aus. Irgendwie wurde es mir zu „eng", obwohl es mir objektiv gesehen wirklich sehr gut ging. Aber irgendwie kam es zwischen meiner Mutter und mir immer zu Streitereien, der übliche Hickhack, wie wohl in den allermeisten anderen Familien auch. Und irgendwann ist das einfach nur noch anstrengend, für alle Beteiligten.

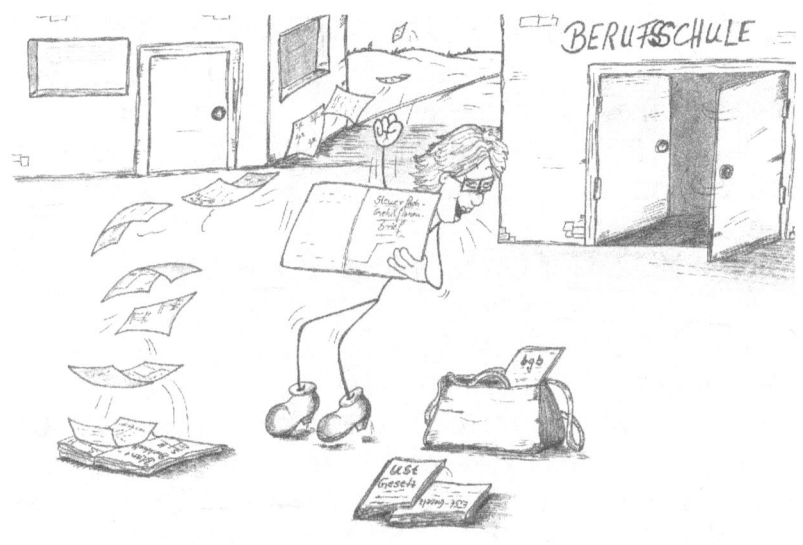

Mein Freund (und zukünftiger Ehemann) war damals, wie oben ja schon erwähnt, Tanzlehrer in der Tanzschule, in der ich aushalf. Auch er war nun mit seiner Ausbildung fertig, konnte dort jedoch leider nicht bleiben. Es war keine Stelle für einen weiteren ausgelernten Tanzlehrer frei und so wechselte er den Arbeitgeber.

Wir suchten uns also eine Wohnung, in einem kleinen Städtchen, nicht weit von unserer Heimatstadt entfernt. Ich fand einen Job als kfm. Angestellte (wieder eine Tätigkeit, bei der ich Tag für Tag das Gefühl bzw. Angst hatte, ich mache etwas falsch), er in einer anderen Tanzschule. Alles prima soweit. Meine innere Ruhe hatte ich damit allerdings noch lange nicht gefunden. Mir fehlte nach wie vor etwas, das mich erfüllte. Etwas, das mir wirklich Spaß machte. Aber Fehlanzeige. Es gab nichts, ich wusste nicht, was es hätte sein können. Mit mir zufrieden war ich ohnehin nie. Fühlte mich zu dick. Nicht hübsch genug. Traute mir nicht zu, irgendetwas wirklich zu können oder gar richtig zu machen. Und das, obwohl ich auch bei der neuen Tanzschule wieder mit vortanzte, also quasi auf einer kleinen Bühne stand, ein wenig mit unterrichtete und so. Sollte man doch meinen, mein Selbstbewusstsein wäre ausgeprägt gewesen.
Weit gefehlt! So war es gar nicht! Leider ...

Im „zarten Alter" von 21 Jahren heirateten Frank und ich. Meiner Überzeugung nach war das auch das absolut richtige Alter! War ja in meiner Familie so üblich. So stellte sich mir auch gar nicht die Frage, ob das richtig oder vielleicht falsch wäre. Es war für mich einfach so. Alles gut, alles schön. Wir heirateten, arbeiteten beide in unserem Job weiter, wunderbar!!

Hört sich doch alles wunderbar normal an, findest du nicht? War es so weit auch. Ich hinterfragte das alles nicht. So hatte ich mir mein Leben ja auch eigentlich immer vorgestellt. Erst heiraten, dann Kinder. Das „übliche" Programm halt. Ist ja auch wirklich nichts dran auszusetzen!

Zu dieser Zeit meldete sich auch erstmalig mein kreativer Geist. Ich fing an Marionetten zu basteln, die großen Anklang fanden. Ich kann gar nicht mehr sagen, wie ich darauf kam. Hatte ich die Augsburger Puppenkiste mit meinen Nichten und Neffen geschaut? Könnte sein. Jedenfalls machte es mir wirklich großen Spaß, die Gesichter zu Formen, Kleider zu nähen, ... eben zu werkeln und mich kreativ auszulassen. Einen großen Stellenwert bekamen diese künstlerischen Werke bei mir allerdings nicht. Hatte ja "bloß ich" gemacht. Dass meine Familie, Freunde und Bekannte meine Puppen wirklich toll fanden, nahm ich nicht ernst. Hatte ICH mir doch nur so ausgedacht, keinen Kurs dafür belegt oder irgendwie so was!!

Es könnte vielleicht sein, dass all diese kleinen Umstände am Ende vielleicht dazu beigetragen haben, dass der "grässliche Graus" immer mehr Raum in meinem Inneren gewinnen konnte. Zumindest erscheint mir das mit meinem heutigen Wissen als durchaus möglich.

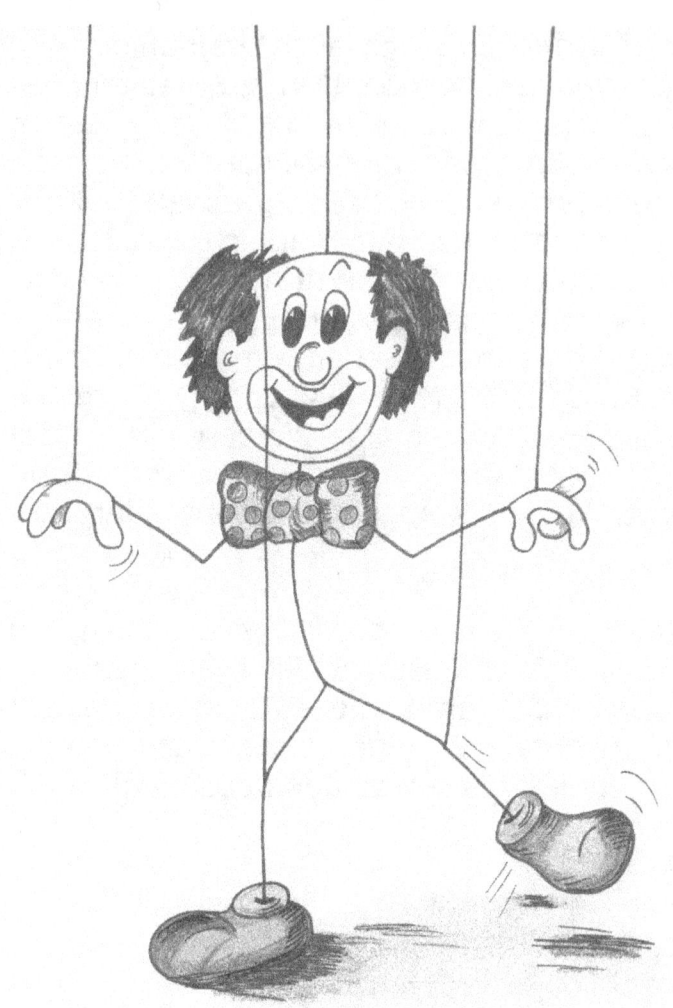

Dinge im Leben passieren. Manches scheint total normal, manches haut einen fast vom Stuhl. Doch oftmals sind es die kleinsten Dinge, die uns vielleicht gar nicht so bewusst sind, die den größten Einfluss auf unsere Entscheidungen, unser Fühlen, Denken und Handeln haben.

Leben in selbstgezimmerten Grenzen

Kapitel 2

In den nächsten Jahren plätscherte mein Leben, ganz „normal", dahin. Eben so, wie ich mir das so vorgestellt hatte. Nach knapp zwei Jahren Ehe und Zweisamkeit, meldete sich unser fantastischer Sohnemann Nr. 1 an! Große Freude! Ein Baby!!

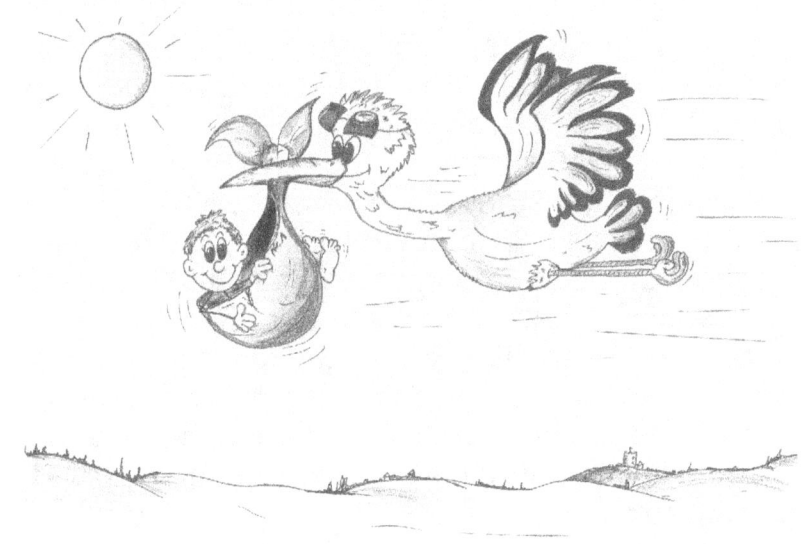

Und es wird mir wohl jede Mutter und jeder Vater zustimmen: das verändert das eigene Leben wirklich nachhaltig! So viel Verantwortung, die man da auf einmal für so einen kleinen Menschen hat, das ist wirkliche eine große Sache! Es ist mir noch sehr gut in Erinnerung, wie wir mit Klein-Niklas damals aus dem Krankenhaus kamen und mich diese Welle der Verantwortung schier übermannte. Unglaublich. Ein Tohuwabohu der Gefühle! Und dann spielen auch noch die Hormone verrückt! Aber unterm Strich ist es einfach nur schön!

Während meiner Schwangerschaft waren Frank und ich umgezogen. In ein kleines Städtchen, relativ weit ab vom "pulsierenden" Leben. Die Wohnung war toll, ein ganz neu ausgebautes Dachgeschoss. Eine große Einraum-Wohnung, mit einem kleinen separaten Raum, der uns eigentlich als Schlafzimmer hatte dienen sollen. Bis auf ein normales Fenster, aus dem man schauen konnte, gab es nur Dachfenster. Hätte nie gedacht, dass das ein Problem für mich werden würde. Den Mietvertrag zu der Wohnung hatten wir damals unterschrieben, bevor wir wussten, dass wir bald zu dritt sein würden.

Unser eigentlicher Raumnutzungsplan musste also in einen kinderfreundlichen Plan gewandelt werden. So bekam Niklas dann den Extra-Raum und wir hatten unsere Schlafstätte im Wohnzimmer integriert. Nicht optimal, aber es funktionierte ganz gut. Jedoch fühlte ich mich in dieser Wohnung, und auch in dem Städtchen, nach einer Weile total isoliert und einsam. Auch bedingt durch die Fenster, wirklich wahr. Konnte ich doch nur aus einem Fenster direkt raus schauen. Frank war ja den ganzen Tag nicht da, er arbeitete damals schon nicht mehr als Tanzlehrer, sondern ging jetzt einer Bürotätigkeit nach. Das Einkommen war dadurch wesentlich höher. Na und ich - hatte das Baby.

Am Anfang nimmt das eine junge Mama wirklich sehr in Anspruch. Es ist fantastisch, einzigartig, großartig, … anstrengend, aber dann …? Mir fehlten total die sozialen Kontakte. Zum einen ging ich ja nun nicht mehr arbeiten und dadurch, dass auch Frank nicht mehr als Tanzlehrer arbeitete, kam ich nicht mehr unter die Menschen wie vorher. Der "musische Ausgleich", den ich bis dahin in meinem Leben hatte, fiel so leider auch weg. Mir war einfach langweilig. Haushalt: waschen, putzen, Mama sein? Es gab genug zu tun, keine Frage. Aber es erfüllte mich nicht. Es forderte mich nicht. Ich war unausgelastet und einsam in diesem Städtchen. Es gab dort im Umfeld auch keine jungen Frauen, mit denen ich mich hätte treffen können und wollen. Eine Starre und Traurigkeit überfiel mich.

Jeden Tag dieses Hausfraueneinerlei … ich fühlte mich – bildlich gesprochen – wie in einer grauen Welt ohne Farbe. Die einzigen Farbkleckse waren die bunten Strampler und Spielsachen von Niklas. Die Strampler und Anziehsachen, die ich ihm antat (im wahrsten Sinne), bringen mir heute übrigens ziemliche Unmutsäußerungen meines Ältesten ein.

Damals war mir klar, dass ich noch etwas anderes tun wollte, als Ausgleich zum Alltag. Mir war jedoch gar nicht klar, was das sein könnte. Diesen Schritt aus dem grauen Raum der Starre, ich schaffte ihn nicht. Aber es musste unbedingt etwas passieren. Frank verstand mich zum Glück und da er auch wieder in Bielefeld arbeitete, suchten wir uns eine Wohnung, die näher dran war. Näher bei meinen Eltern, Freunden UND dem städtischen Treiben. Zudem meldete sich auch Sohnemann Nr. 2 an!! Wieder große Freude.

Und über Langeweile konnte ich dann mit 2 Kindern und einer großen Wohnung nun wirklich nicht mehr klagen.

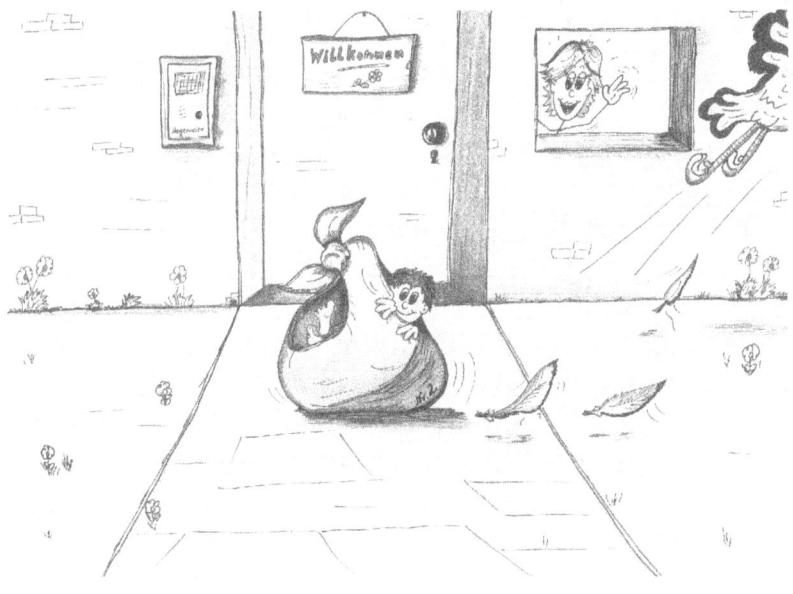

Eigentlich und kurzfristig!

Denn, die Erfüllung brachte es mir immer noch nicht. Ich liebte meine Kinder, also das tue ich heute natürlich auch noch abgöttisch, aber ich war trotzdem unglücklich. Und ich konnte mir nicht erklären warum. Unsere Ehe lief ganz normal, ohne große Höhen und Tiefen. Ich bewältigte den Alltag, auch ohne große Höhen und Tiefen. Aufstehen, Kinder versorgen, Haushalt erledigen, spazieren gehen, Abendessen, Kinder ins Bett, ... fertig. Wenn das vielen Frauen, vor allem aus der Generationen meiner Eltern und früher, die Erfüllung brachte, bitte! Mir jedoch nicht. Aber anstatt, dass ich etwas dagegen tat, wurde ich depressiv. Fragte mich, warum ich überhaupt auf der Welt bin. Saß zwischen Wäschebergen, unfähig, sie zu bewältigen. Es war mir alles zuviel. Depression kann man schlecht erklären.

Es ist wie ein grauer Schatten, ein schwerer Mantel, der sich über dich legt und den du absolut nicht fähig bist, abzulegen. Er ist schwer wie Blei und drückt dich immer weiter runter. Du siehst das Schöne um dich herum nicht mehr. Du nimmst es nicht wahr. Da läuft wirklich etwas richtig schief im Hirn. Die Veranlagung dazu ist mir wohl genetisch mit auf meinen Weg gegeben worden. Heute glaube ich, dass ich mich zu dieser Zeit innerlich (unbewusst) aufgab. Das tägliche Einerlei, ohne eine für mich spürbare Anerkennung, erstickte mich förmlich. Da half es auch nicht, dass ich wunderbare Kinder hatte, so süß und niedlich anzuschauen. Diverse Koch- und Backkünste, die ich ausprobierte und die mit einem: "Ja, lecker!" und ähnlichen " fanatischen Begeisterungsstürmen" gehuldigt wurden, halfen auch nicht. Offengestanden, muss ich dazu allerdings auch gestehen, dass z. B. Backen so gar nicht meins ist und die typische Hausmannskost, die Mama und Schwester perfekt beherrschten, auch nicht.

So werden bei mir Biskuitteige zu gummiartigen, im Mund immer mehr werdenden Kuchen verarbeitet, schlesische Klöße entweder zu Tennisbällen oder Kloßbrei. Wobei meine Jungs es eigentlich immer tapfer und brav aßen (und essen! "Mmmmh, Mama, schmeckt gut!" Tut Kindermund wirklich immer Wahrheit kund???) Aber: meine kreative Küche Marke Eigenkreation war (und ist) immer prima! Nun, in der Küche fand meine kreative Ader keine Erfüllung. Bei meiner Schwester sah und sieht es da diesbezüglich ganz anders aus, was mich lange Zeit unter Druck setzte bzw. ich setzte mich damit unter Druck. Die Latte, die ich da für mich aufgestellt sah, war schier unüberwindbar.

Warum wollte sich bei mir das Gefühl der Zufriedenheit mit meinem Leben, wie ich es mir ja ausgesucht hatte, nicht einstellen? Aus meiner Sicht waren meine Mutter und meine Schwester doch auch total zufrieden mit diesem Leben. Aus meinem Blickwinkel fanden sie doch auch die Erfüllung darin. Kinder, kochen, putzen, Ehefrau sein. Naja, ganz ehrlich? Die Befriedigung und Genugtuung, die manch einer vom Putzen hat, erschließt sich mir bis heute nicht! Gerade alles fertig, und schon wieder alles voll gekrümelt, mit Wasserflecken übersäht oder von Fußstapfen gestempelt!

Nein, nein, nein! Mich machte das alles von Tag zu Tag, Woche zu Woche, Jahr zu Jahr immer unglücklicher! Ich wurde immer betrübter, depressiver und merkte es nicht. Und mein Umfeld registrierte es wohl auch nicht. Es gab ja auch augenscheinlich keinen Grund dafür. Das war doch das Fatale daran. Langsam veränderte ich mich. Wurde ruhig. Hatte an nichts mehr Freude. Selbst meine Diäterfolge konnten mich nicht mehr begeistern. Hatte ich doch während der 2ten Schwangerschaft sage und schreibe 30kg zugenommen, von denen gute 15kg anschließend übrig geblieben waren. Moppel-Mama! Naja, passte ja ins Bild, mein Bild! Ich bin dick und nicht hübsch!!!

Entdeckst du den roten Faden?? Immer und immer wieder Selbstzweifel! Bei Frank und mir lief es auch nicht wirklich "rund". Wir waren jung, so sollte man meinen auch noch "triebhaft" … was für ihn auch zutraf. Für mich, die sich absolut unwohl fühlte und nun ja in erster Linie Mama war, immer weniger. Unsere "Vorstellungen" des Auslebens einer Beziehung gingen erst km-weit, später dann Lichtjahre, auseinander. Ich fühlte mich damals total ungeliebt und missverstanden. Wollte ich Streicheleinheiten, wollte er mehr. Ein Dilemma für uns beide, aus dem wir keinen Ausweg fanden. Jahrelang nicht. Einfach mal offen reden wäre sicher eine gute Idee gewesen, aber das schafften wir irgendwie nicht.

Das Gefühl "Ich werde geliebt!" ging so immer mehr verloren. Die stummen Schreie meiner Seele hörte ich nicht. Bedingt durch all diese Umstände zog ich mich immer mehr in mich zurück. Fühlte mich schrecklich einsam. Die körperliche Nähe und Zuneigung holte ich mir durch das Schmusen mit meinen Kindern. Kuscheln war einfach das Größte für mich!!

Bis heute!! Krault man mich unterm Kinn … wird der Hals immer länger und ich halte ganz still!! Aber das nur mal am Rande bemerkt!! Also, körperliche Zuneigung und Kuschelei holte ich mir bei meinen Kindern. Vor allem bei dem Kleinen. Ein süßes, moppeliges Baby, ein richtiger kleiner Kuschelbär. Der Große war eher ein etwas "ungeschmeidigeres" und unschmusigeres" Kind. Schlacksig, staksig … er brauchte seine Zuneigung in Form von "praktischen Dingen", wie Lego bauen, Fussball spielen usw. Wir bauten also Bauernhöfe, Bahnhöfe und Co. Kinder sind – zum Glück – unterschiedlich!! Dann eines Tages kam Frank mit einer "großartigen" Neuigkeit von der Arbeit nach Hause. Er war die Karriereleiter hochgeklettert! Finanziell eine tolle Sache, aber … wir mussten wieder mal umziehen. Wieder weg von Bielefeld, wieder (für mich so gefühlt) auf´s Land!

Schrecklich!!!

Als wir das erste Mal in das kleine Städtchen fuhren dachte ich immer nur: "Oh, Gott? Wo bringt der mich hin? Das ist bestimmt das Ende der Welt!!!" Es war zwar nur 50 km von Bielefeld entfernt, aber für mich war dieser Ort Irgendwo im Nirgendwo. Frank und ich hatten damals mal die Vereinbarung getroffen, dass wenn er beruflich versetzt werden würde, ein Radius von 50 – 80 km rund um Bielefeld in Ordnung war. Weiter nicht. Das schränkte seine beruflichen Möglichkeiten zwar sicher ein, aber ich wollte einfach nicht weiter weg von meiner Heimat, denn das war ein Radius, in dem man relativ mühelos Großeltern und Freunde erreichen könnte.

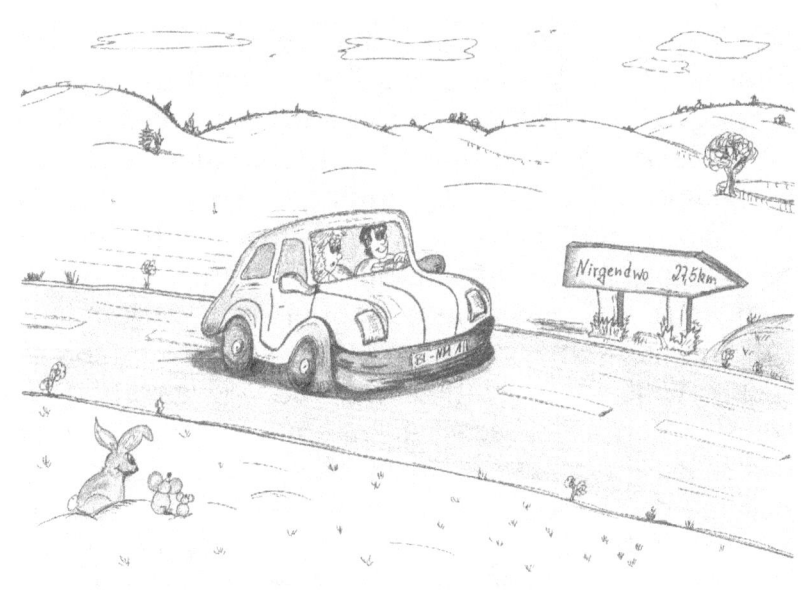

Nun kamen mir diese 50 km aber schon vor wie eine Weltreise. Eine andere Wahl als zu sagen, "Ja, ist ok! Wir ziehen in dieses kleine Städtchen an der Emmer!" hatte ich ja auch genau genommen nicht. Es ging hier ja nicht um mich und meine Karriere. Und von Franks Karriere würden die Kinder und ich unterm Strich ja auch profitieren. Allein schon aus finanzieller Sicht. Wir fanden in Steinheim eine tolle Wohnung. Wirklich groß und mit einem riesigen Garten, toll zum Toben für die Jungs. Nachdem ich also den ersten Schock überwunden hatte, stürzte ich mich voll in die Renovierungsarbeiten und ins Einrichten der Wohnung, wodurch sich meine Stimmung wirklich hob.

Etwas mit den Händen tun, kreative Ideen in der Wohnung verwirklichen, das machte mir schon immer einen riesigen Spaß. Richtig registriert, dass mir solche Tätigkeiten wirklich liegen, mir gut tun und ich darin gut bin, habe ich nie. Positive Kritik diesbezüglich verpuffte in meinem Gehörgang. Durch meine Augen sahen die Ergebnisse aus diesen Tätigkeiten auch nur mittelmäßig aus.
Meine Augen waren für meine eigenen Fähigkeiten verschlossen. Stattdessen setzte ich mich jedoch mit meinem Hang zum Perfektionismus ständig unter Druck. Alles musste gut aussehen, sauber und ordentlich sein. Bloß nichts verkehrt machen. Alles schön angepasst und ein Stück weit konservativ. So, wie ich es eben von zu Hause aus kannte – das ist ja auch für viele Menschen total in Ordnung. Doch nicht für mich. Alles was ich machte, wirklich ALLES, machte ich immer unter dem Aspekt: Hauptsache es gefällt den anderen auch. Und damit meinte ich IMMER meine Familie. Sollten sie doch nicht wieder denken: Was hat „die Kleine" sich denn nun wieder ausgedacht?
Und: Wie schaut das denn aus? Oder: Putzen könnte sie hier auch mal wieder!! So dachte ich nun schon die ganzen Jahre. Es war mir nie klar, dass ich niemals MEIN Leben führte, sondern immer ein angepasstes. Ein Leben von dem ich dachte, es ist meines und es müsste auch genau so sein. Wie unsinnig und einseitig, das ist mir erst heute, nach einer Menge Vergangenheitsaufarbeitung, klar.

Zurück zum Umzug in das kleine Städtchen an der Emmer.

Während des Umzugs schlich sich bei mir eine bleierne Müdigkeit ein. Die depressive Phase hatte sich (vermeintlich) beruhigt. Ich war aktiv und fröhlich. Aber mir ging es körperlich absolut mies. Total schlapp, immer müde und einfach irgendwie ... keine Ahnung. Ich fühlte auf jeden Fall, dass etwas mit mir nicht stimmte. Ich hatte nun schon knapp 20kg erfolgreich mit meiner Diät und durch den Umzugsstress abgenommen. Das war doch wirklich toll, dachte ich ... So schob ich und logischerweise auch mein Umfeld, meine ständige Müdigkeit und die Gewichtsabnahme erstmal auf den ganzen erlebten Stress und die körperliche Arbeit während des Umzugs.

Die Kunst des Verdrängens beherrschte ich ja nun schon lange Jahre wirklich gut. Wenn etwas nicht "rund" lief, oder viel mehr noch, richtig unangenehm war, dann packte ich es in eine Schublade im hintersten Winkel meines Hirns, und ließ es nie wieder raus.

Einfache Kiste, oder? Probleme? Sorgen? Ängste? Nöte?? Hab ich nicht! Werden einfach wegsortiert und unbearbeitet eingemottet! Ganz einfache Sache!

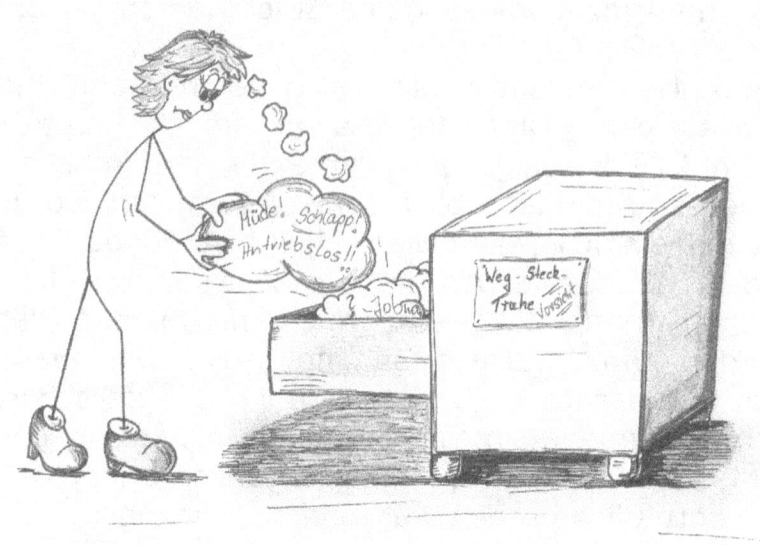

Problem erkannt – Gefahr gebannt?? Nein, leider nicht. Und zu diesem Zeitpunkt war es dann auch schon zu spät. Ich hatte die Gefahr leider gar nicht erkannt und dem entsprechend auch nicht ge(ver)bannt! Die innere Stimme in mir, die mir sagte: "Pass auf! Hallo!! Gefahr in Verzug! Mit dir stimmt etwas nicht!", hörte ich sehr lange nicht. Mittlerweile war ich 28 Jahre alt, hatte einen recht erfolgreichen Ehemann, 2 Söhne, große Wohnung mit großem Garten und fragte mich immer wieder: "Wozu bin ich Menschlein eigentlich auf dieser Welt? Ob ich hier bin oder nicht – da kräht im Grunde genommen doch kein Hahn nach!" Wirklich! So dachte ich.

Mich zerreißt es fast, wenn ich das heute so betrachte. Ich hatte zwei wundervollen Kindern das Leben geschenkt, die mich liebten und brauchten! Das ist schon mal der aller, aller, aller wichtigste Grund (und auch der lohnendste), um auf dieser Welt zu wandeln.

Das Leben zu genießen, zu lieben und anderen Menschen z. B. ein Lächeln zu schenken, was gibt es schöneres, frag ich dich. Dieser Blickwinkel eröffnete sich mir aber leider erst sehr viel später. Da es uns damals finanziell auch nicht so sensationell gut ging und ich endlich auch mal wieder etwas anderes tun wollte, als nur den Staubwedel und Co zu schwingen, reifte in mir der Gedanke, wieder arbeiten zu gehen. Nur WAS?? Ich konnte doch schließlich nichts! Buchhaltung & Co? Nein, danke! Das wusste ich zumindest.

Unter Einsatz seiner ganzen Überzeugungskraft brachte Frank mich dann aber dazu, eine Maßnahme vom Arbeitsamt zu ergreifen. Wiedereingliederung für Teilzeitkräfte, nannte sich das Ganze. Ich sträubte mich zunächst mit Händen und Füßen. Wieder zur Schule gehen? Lernen? Seufz.... oh, Mann! Aber ich wollte unbedingt raus. Also: Augen zu und durch!

Und, was soll ich sagen? Es war tatsächlich so, dass mir die ganze Sache sogar sehr viel Spaß machte! Ich lernte einiges über Computer, vor allem Word und Excel, und war richtig "angezippt" davon. Schrieb ich doch mit die besten Arbeiten in der Klasse und verstand das, was ich lernte sogar!! Wahnsinn!!! Zwar war ich mal wieder das Küken in der Klasse, ein Gefühl, dass ich nicht wirklich mochte, aber – alles in allem – eine tolle Sache!... Wenn da bloß diese Müdigkeit und dieses ungute Gefühl in mir nicht gewesen wären.

Ca. 3 Monate vor Ende dieser Maßnahme vom Arbeitsamt, es war kurz vor Weihnachten 1998, wurde dieses ungute Gefühl in mir immer größer. Mein Bauch fühlte sich "komisch" an, ich hatte immer wieder Zwischenblutungen (hatte ich doch mit meiner Regel eigentlich nie so große Probleme gehabt!!). Außerdem konnte ich essen was ich wollte, ich nahm nicht zu. Dies fand ich allerdings super toll, denn sonst brauchte ich die Leckereien nur anschauen und hatte gleich ein Kilo mehr drauf. Darüber sprach ich auch mal mit meiner Schwägerin Dagmar. Sie meinte: "Na, das ist schon ein wenig merkwürdig!" Fand ich eigentlich auch und die innere Stimme in mir wurde immer lauter!! ACHTUNG! VORSICHT!!

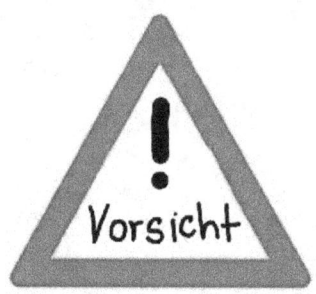

Kurz darauf, es war, glaube ich, bei einem Adventskaffeeklatsch mit Franks Familie, sprach ich mit seiner Schwester über die Zukunft, Gesundheit und so was. Ganz genau kann ich mich nicht mehr daran erinnern. Ich weiß nur noch, dass ich zu ihr im Laufe des Gesprächs sagte: "Na, wer weiß, was noch so kommt.

Mit mir ist etwas nicht in Ordnung. Ich denke ich bin krank!" Sie schaute mich natürlich verständnislos an. "Wie? Krank?", fragte sie. Ich erzählte ihr von meinen Unterleibsproblemen und dem unguten Gefühl. "Dann geh doch besser zum Arzt!" sagte sie. "Ja, ich werde mir auch einen Termin holen! Ich möchte einfach alles abklären lassen!". Dass der grässliche Graus zu Gast bei mir war, das ahnte ich nur. Aber diese Vorahnung lag bereits wie eine schwere Last auf meinen Schultern. So verging Weihnachten 1998 mit diesem eigenartigen Gefühl in mir, welches mir aber auch auf ganz seltsame Weise, eine innere Bestätigung gab. So ungefähr wie: Siehst du, hast du es doch gewusst! Oder: Ich weiß, dass ich schon immer Recht hatte! Mich "braucht´s" nicht auf dieser Welt.

Ganz genau kann ich das auch nicht erklären. Aber irgendwie ergab für mich alles einen Sinn. Dieses eigenartige Gefühl sollte seine Bestätigung dann auch im Januar 1999 finden. Mein 30. Geburtstag stand am 16.1. an und ich wollte vorher auf jeden Fall meinen Gang zum Frauenarzt hinter mich bringen. Ich bin immer regelmäßig gegangen, aber diesmal war es eben "außerplanmäßig", auf Grund meines inneren Gefühls.

So fuhr ich die 50 km nach Bielefeld – denn meinen Gynäkologen hatte ich nicht gewechselt – und ab da nahm mein Leben einen ganz anderen Verlauf, als ich es mir jemals auch nur entfernt vorgestellt hatte.

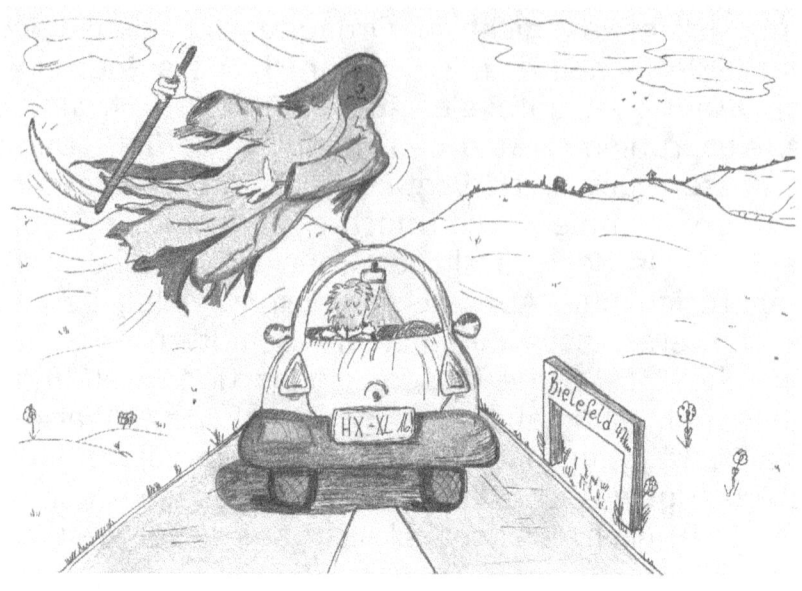

"Von einem Moment zum anderen ist dein kleines Leben
ganz verändert und endlich. Die Welt bleibt stehen. Alles
ist ganz still, du bist wie betäubt. Und in diesem Moment
weißt du ganz genau, nichts ist mehr wie es einmal war!"

Ein Graus stellt sich vor

Kapitel 3

Tja, nun sitze ich hier am PC. Auf dem Bildschirm steht geschrieben: Kapitel 3. Und ich weiß, nun heißt es noch mal eintauchen in die Vergangenheit mit all den Ängsten, Tränen, der Hilflosigkeit. So habe ich in der letzten Viertelstunde alles Mögliche gefunden, um bloß nicht mit dem Kapitel anfangen zu müssen. Soll heißen: die Erfahrung oder besser die Begegnung mit dem "grässlichen Graus" ist absolut nachhaltig und die Spuren, die diese Begegnung hinterlassen hat, verblassen ein wenig, aber sie vergehen niemals.

Also, Mut zusammen genommen und weitergeschrieben!!

Mein Gynäkologe kannte mich nun schon seit meinem 17. Lebensjahr. Er hatte mich durch meine Schwangerschaften begleitet und mir auch bei den ganzen normalen Frauen-"Problemchen" zur Seite gestanden.

Saß ich nun endlich im Wartezimmer, mit dieser dumpfen, unheilvollen Vorahnung, von der ich nach wie vor hoffte, sie sei unbegründet. Endlich kam ich an die Reihe. Dr. A. begrüßte mich wie üblich und fragte mich dann – auch wie üblich – wie es mir denn ginge. Wahrscheinlich sah er mir schon an, dass etwas nicht stimmte. Also erzählte ich ihm von meinen Beschwerden – komisches Gefühl im Bauch, Zwischenblutungen, Müdigkeit … .Er hörte sich das alles erst einmal an. Wenn er ob meiner Ausführungen bereits beunruhigt war, ließ er es mich nicht merken. Es folgte die übliche Untersuchung. So gut wie jede Frau kann wohl bestätigen, dass ein Besuch beim Gynäkologen nicht der angenehmste Arztbesuch ist. Aber dann noch mit diesem Gefühl, dass etwas ganz und gar nicht stimmt?! Grauenhaft.

Dr. A. untersuchte mich sehr gründlich. Er machte auch ein paar Tests, die nicht zum "normalen Repertoire" einer Krebsvorsorge gehörten. Unter anderem einen vaginalen Ultraschall, mein Blut wurde natürlich auch untersucht. Ebenso wollte der Arzt wissen, ob ich in letzter Zeit eine Entzündung oder so etwas gehabt hätte. Doch das hatte ich nicht, konnte mich zumindest nicht daran erinnern. Etwas machte ihn jedoch stutzig. Hatte ich wohl eine Flüssigkeit im Bauch, die da definitiv nicht hin gehörte. So entließ er mich erstmal mit der Aussage: "Wir warten jetzt mal die nächste Regelblutung ab, und dann schauen wir noch mal, ob die Flüssigkeit danach weg ist!"
Mit dieser, in diesem Moment natürlich nur sehr minimal beruhigenden Aussage, fuhr ich erstmal wieder nach Hause. Nächster Termin sollte dann ca. 3 Wochen später sein.

Heute kann ich wirklich nicht mehr sagen, wie ich diese Wochen verlebt habe, ich weiß nur noch, dass natürlich jeder, dem ich von meinem unguten Gefühl erzählte, mich beruhigen wollte. "Ach, wart` mal ab, das wird schon nicht so schlimm sein!" Aber wie schon gesagt: im Grunde meines Herzens wusste ich, dass es eben DOCH SEHR schlimm war. Klar, dass ich es natürlich nicht wirklich wahrhaben wollte.

So kam dann dieser Tag nach 3 Wochen. Mir ist nicht mehr in Erinnerung, warum meine Eltern mit in der Praxis waren. Hatte ich sie vorher gefragt, ob sie mich begleiten würden? Oder hatte ich sie zufällig vor der Tür getroffen? Ich kann es nicht mehr sagen. Ebenso ist mir der Ablauf dieser Untersuchung nicht mehr präsent und auch nicht, was mein Gynäkologe nun genau gesagt hat.

Da hat mein Hirn ganze Arbeit geleistet und diese Erinnerung wirklich in der aller, aller, tiefsten, um 98 Windungen verdrömmelten, 798.286ten Ecke verstaut. Dass er aber alle Hebel in Bewegung gesetzt hat, um mich SOFORT zu einer Bauchspiegelung in ein Krankenhaus einzuweisen, zu dem er sehr gute Beziehungen hatte, da er dort selber mal tätig war und auch ein sehr gutes Verhältnis zum dortigen Leiter der Gynäkologie hatte.

Übrigens einer Koryphäe auf seinem Gebiet. Und: es war das Krankenhaus, in dem ich das Licht der Welt erblickt hatte. An diese Tatsachen erinnere ich mich noch sehr gut. Meine Einwände, zunächst die Maßnahme des Arbeitsamtes, die Wiedereingliederung für Teilzeitkräfte, die doch in 6 Wochen beendet sein würde, abzuschließen, ließ der Doktor absolut nicht gelten. Da ließ er sich nicht überzeugen. Die Ergebnisse meiner Blutuntersuchung brachten auch Unregelmäßigkeiten zu Tage. Es war u. a. ein hoher Entzündungswert festgestellt worden, den mein Doktor mir erstmal vorsichtig mit "das kann schon mal vorkommen" erklärte. Er hatte jedoch sicher schon so eine Ahnung, was los war.

Ich fügte mich also in mein Schicksal, weiß noch, dass ich anschließend mit meinen Eltern im Fahrstuhl stand, weinte, überlegte, wie ich das alles mit den Kindern organisieren sollte und was hier gerade mit meinem Leben passierte. Aber die komplette Tragweite wurde mir da noch gar nicht bewusst. Befand ich mich wohl in einem Schockzustand.

Kennst du das Gefühl, im falschen Film gelandet zu sein? Und zwar wirklich, nicht nur so als Floskel daher gesprochen. Das konnte doch alles nicht wahr sein ... der grässliche Graus bekam so langsam ein Gesicht. Trat aus dem Dunkeln hervor, ganz langsam. Finster, undurchschaubar, noch nicht wirklich greifbar oder erkennbar.

Nur eines machte er mir direkt: große, große Angst. Wie ich das alles organisierte, wie ich Frank von den Ergebnissen dieses Arztbesuches unterrichtete, was innerhalb der nächsten Tage passierte … alles weg. Nicht mehr abrufbar in meinen Gedanken.

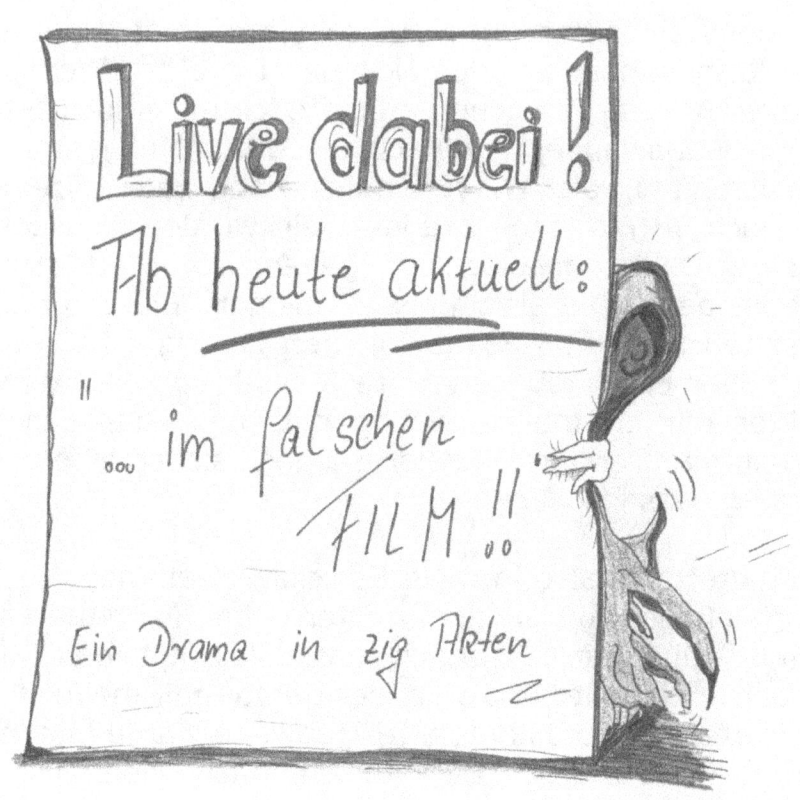

Das Nächste, woran ich mich wieder erinnern kann, ist die darauf folgende Zeit im Krankenhaus. Ich weiß, wie ich in das 2-Bett-Zimmer kam, in dem eine Dame lag, die Brustkrebs hatte. Sie war mindestens 20 Jahre älter als ich, sehr nett und wir verstanden uns wirklich gut. Meine Jungs waren bei meinen Eltern untergebracht, sie gingen ja noch in den Kindergarten und es war daher kein Problem, dass sie für ein paar Wochen von zu Hause weg waren.

Mein Ex-Mann Frank (ja, heute ist er mein Ex-Mann. Unsere Ehe hat das alles am Ende nicht überlebt, aber das ist eine andere Geschichte), also Frank musste ja arbeiten und da war es für die Kinder das Beste, bei Oma und Opa zu bleiben. Soweit war also alles geregelt.

Für mich begann nun die lange Odyssee der Untersuchungen im Krankenhaus, des Wartens auf irgendwelche Aussagen der Ärzte, des Bangens und Hoffens. Zunächst einmal stand eine Bauchspiegelung an. Die Ärzte wollten erstmal „schauen", was da in meinem Bauch überhaupt los war. Sie würden so dem grässlichen Graus quasi mitten ins Gesicht sehen: dem Feind in die Augen schauen, um Gewissheit zu haben, mit wem wir es zu tun hatten.

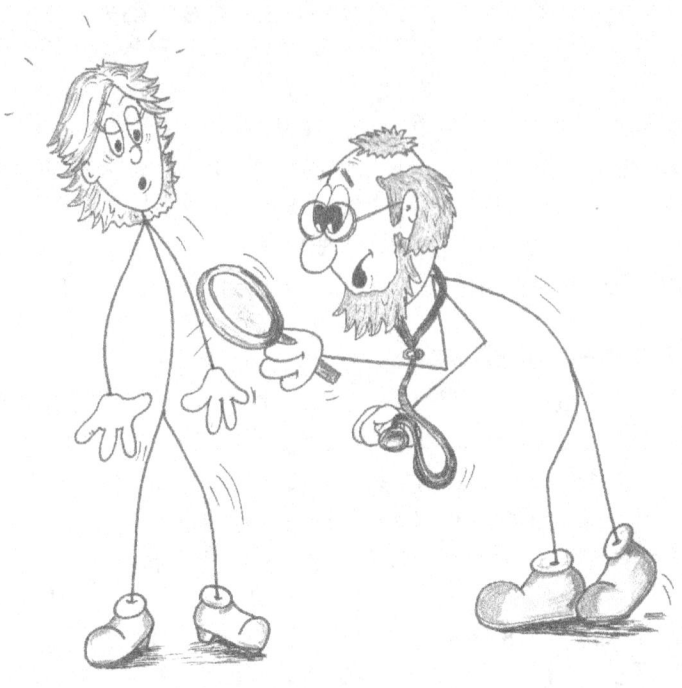

Ich hatte meine Untersuchungen bei dem Chefarzt der Gynäkologie, dem Professor. Das beeindruckte mich ziemlich. Ich, die kleine Monika, und um MICH kümmert sich der Professor!! Na so was!!!! Professor Dr. Sch. war ca. Mitte 60, ausgesprochen lieb und nett. Sehr menschlich, also kein unnahbarer Gott in weiß.

Auf der Station Gyn2 waren übrigens alle sehr lieb und ich fühlte mich dort wirklich sehr gut aufgehoben. Der Professor also klärte Frank und mich über all das auf, was bei mir zunächst gemacht werden sollte. Erstmal die Bauchspiegelung und dann würde man weiter sehen. Irgendwelche Prognosen, die mich/uns vielleicht beruhigt hätten, stellte er nicht. So sehr ich auch versuchte so etwas von ihm zu hören wie: "Es ist sicher alles nicht so schlimm! Es wird schon wieder!", er tat mir den Gefallen nicht. Logischerweise natürlich, aus heutiger Sicht.

So wurde die OP für den ersten Eingriff auch recht zügig angesetzt. Ich glaube direkt für den übernächsten Tag. Es wurden die üblichen Untersuchungen, Blut & Co gemacht. An die diversen Vorbereitungen zur OP, die ich über mich ergehen lassen musste, kann ich mich noch sehr gut erinnern. Man gab mir mein Flügelhemdchen, Stützstrümpfe und dann durfte ich mich auf einen gynäkologischen Untersuchungsstuhl setzen, um … nun für eine unfreiwillige Intimrasur. Das ist ja auch irgendwie logisch. Nur ich war total schockiert darüber. Damit hatte ich so gar nicht gerechnet. Und danach … flossen dann auch so richtig die Tränen. Damit ich die Nacht Schlaf finden würde, bekam ich eine „Schick-mich-ins-Traumland-Tablette". Ohne die hätte ich sicher keine Ruhe gefunden vor lauter Angst.

Zum Glück war mein OP-Termin am nächsten Morgen ganz früh, so hatte ich nicht so eine elend lange Wartezeit (mit leerem Magen) zu überbrücken. Nachdem die Beruhigungstablette endlich wirkte, ein regelrechter Hammer für das Bewusstsein, setzte zum Glück das "Scheißegal"-Gefühl ein. Ich kann mich noch erinnern, wie ich in meinem Bett durch die Flure geschoben wurde, alles sehr unwirklich und komisch. Recht klar ist auch noch die Erinnerung, wie ich von meinem Bett auf den OP-Tisch klettern musste. Da fühlt man sich irgendwie, als wäre man plötzlich auf einem Raumschiff mit Aliens gelandet. Grelles Licht, kalt und lauter blau verhüllte Menschen um einen herum. Schrecklich. Und dann wird es schwarz um dich herum.

Als ich wieder wach wurde, sagte man mir, die OP wäre gut verlaufen. Ich hatte ziemliche Schmerzen von der Luft (oder was auch immer es ist), die einem bei so einer Bauchspiegelung in den Bauchraum gepumpt wird.
Sorry, wenn das nicht richtig erklärt ist, aber für mich ist das die richtige Erklärung und ich möchte hier ja auch gar keine medizinisch korrekte Fachliteratur schreiben.

Und nach dieser OP begann dann meine, für mich gefühlt nie enden wollende, Odyssee des Wartens, die schlussendlich so ungefähr 2 ½ Wochen dauerte. Konkrete Aussagen der Ärzte, was denn nun mit mir los sei, bekamen wir nicht. Der Oberarzt, Dr. T., auch ein ausgesprochen netter Mann, sagte mir, dass ich viel Flüssigkeit im Bauch gehabt hätte. 1,5 Liter waren das, so meine ich mich erinnern zu können, gewesen. Es ständen noch weitere Untersuchungsergebnisse der Pathologie aus und das würde dann der Professor mit mir (bzw. uns, Frank und mir) besprechen. Eines kann ich dir an dieser Stelle sagen: so toll es ja auch durchaus ist, eine Chefarztbehandlung zu bekommen, der absolute Nachteil ist es, dass diese Menschen immer ausgesprochen wenig Zeit haben. D. h.: ich wartete gefühlte Äonen von Jahren darauf, dass der Professor endlich zu mir kam und mit mir sprach. Hörte ich Schritte auf dem Gang, war ich sofort in "Alarm"-Bereitschaft, ob er in mein Zimmer käme, und somit ständig unter Strom.

Bis sich dann, erlösenderweise, die Tür zum Zimmer öffnete, konnte der ganze Tag vergehen. Es war immer eine entsetzliche Geduldsprobe und zerrte an den Nerven. Ein Zustand, den ich wirklich niemandem wünsche. Als der Chefarzt dann endlich zu mir ins Zimmer kam, schaute er nicht sehr glücklich aus. Eine endgültige Diagnose stellte er jedoch immer noch nicht. Er sagte mir nur die Dinge, die er zu 100 % ausschließen konnte. Das waren einige Dinge, ich kann aber nicht mehr genau sagen, was das alles war.

Ebenso sagte der Professor mir, dass er unbedingt noch mit einem Kollegen in Wiesbaden über meinen Fall sprechen wolle und auch mit einem Kollegen in Amerika.

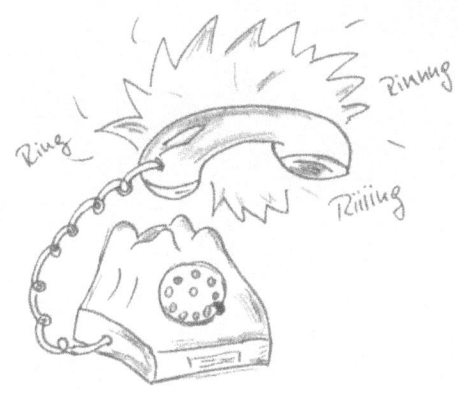

Aha!!! … aber diese Infos brachten mich natürlich nicht im geringsten aus meiner absolut unerträglichen Situation des Wartens auf (für mich gehofft) Entwarnung. Fakt ist: es kam keine Entwarnung.

Einige Tage, ich kann nicht mehr sagen wie lange, gefühlt aber wieder definitiv eine Ewigkeit nach der Bauchspiegelung, war es dann soweit: Der grässliche Graus gewährte einen Blick auf seine Gestalt und wurde endgültig bei mir vorstellig. Er trat mit voller Wucht aus der Dunkelheit ins grelle Licht und lachte mir unverschämt ins Gesicht, einen diffusen Schleier aus Nebelschwaden behielt er, "zur Vorsicht auf vollkommene Enttarnung", aber noch um sich herum.

Der grässliche Graus bekam ein Gesicht und einen Namen, als der Professor mit seinen 2 Oberärzten an meinem Bett stand und mir sagte: "Wir wissen jetzt, was es ist: sie haben ein Ovarialkarzinom! Eierstockkrebs.", und trat so aus seinem Schattenreich hervor.

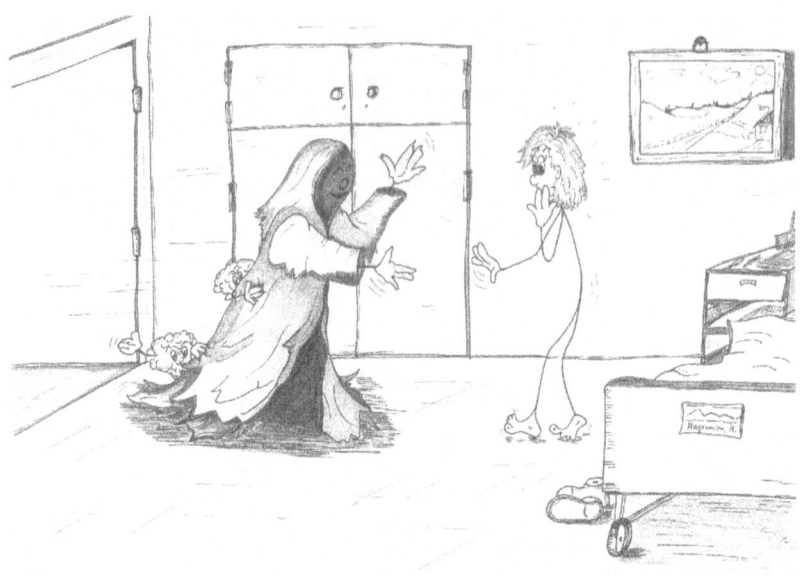

Es kamen dann wohl noch ein paar weitere Informationen für mich, aber auch die sind wieder im Nirwana meines Gehirns verschwunden. Weg, gut verstaut, Zugriff wird verweigert!

Als nächstes folgte dann die Besprechung der weiteren Vorgehensweise, bei der Frank natürlich dabei war. Ich hätte wahrscheinlich absolut gar nichts mehr davon behalten bzw. keine Fragen gestellt. Der grässliche Graus hatte seinen Giftpfeil abgeschossen und mich "betäubt". Auf gewisse Art war ich handlungsunfähig alles fand wie unter einer Glocke statt. Mein Handeln und Denken war nur noch reflexartig.

Soviel bekam ich in diesem Gespräch jedoch mit: ich würde operiert werden. Und zwar so schnell wie möglich. Es würde eine Total-OP gemacht werden, scheidenerhaltend. Die Bedeutung dieser Worte drang sehr viel später in mein Bewusstsein.

Der Professor sagte wohl so etwas wie: "Ich weiß, Sie sind noch sehr jung! Aber Sie haben ja Gott sei Dank schon zwei Kinder! Und es ist wirklich die einzige Möglichkeit für Sie! Diese Erkrankung kommt normalerweise nur bei sehr viel älteren Frauen als Sie es sind vor, mit Mitte 60 bis 70 Jahren!" Und ich war ja gerade erst 30 Jahre alt geworden!!

In meinem Kopf war nur: Alles egal! Macht nur, dass ich wieder gesund werde!! Und, so eigenartig wie das klingen mag: Erleichterung!! Erleichterung darüber, dem Feind nun endlich direkt ins Gesicht schauen zu können. Erleichterung darüber, endlich nicht mehr auf Informationen warten zu müssen, (Warten ist übrigens bis heute noch mit das Schlimmste für mich: untätig sitzen, "gefangen sein" in Untätigkeit! Damit richtig umzugehen... ich arbeite dran! Bis heute!).

So war meine Reaktion auf diese Informationen, dass ich zum Professor sagte: "Ist gut. Aber dann werde ich wieder gesund, ja?" Er sah mich freundlich an und erklärte mir, dass dann noch einiges an Nachbehandlungen auf mich zukommen würde.
Er wisse auch noch nicht genau, welche Behandlungen das sein würden. Der Herr Professor versprach mir jedoch, dass er alles in seiner Macht stehende tun würde, damit ich wieder gesund werden würde. Und er sei diesbezüglich auch wirklich guter Hoffnung. 100%ige Prognosen gab er natürlich nicht, konnte er ja auch nicht. Aber: Dem Himmel sei Dank! Das war doch jetzt mal eine "Ansage"! Mit der konnte ich umgehen. Also, besser gesagt: ich ging mit ihr um. Auf meine Art.

Augen zu und durch!! Ängste, Sorgen, Nöte der vergangen Wochen beiseite geschoben (darin war ich ja super geübt) und LOS!! "Ärzte, sagt mir was ich tun soll – ich mach´s!! Ich will leben, für meine Kinder da sein!" Natürlich bekam die Flamme meiner Angst, durch meine Gedankenreisen, immer wieder Brennholz. Hatte der grässliche Graus doch schon bei einigen meiner Familienmitglieder, Brüdern von meinem Vater, einem Cousin, jedoch in anderer Maskerade zugeschlagen. So loderte die Furcht immer wieder auf, die Glut der Beklemmung und Panik wurde immer wieder angefacht. Ab da schlug ein „Hasenherz" in meiner Brust. Ein ängstlich, pumperndes Herz, ständig besorgt und voller Furcht.

Aber egal! Trotz großer Angst: Ich wollte das schaffen. Vor allem für meine Kinder. Diese beiden wundervollen, süßen "Zwerge", 6 und 3 Jahre alt. Diese Beiden wollte ich auf jeden Fall heranwachsen sehen!!! Der grässliche Graus sollte doch sehen wo er bleibt!!

Doch hatte ich diese Sichtweise, zu sehen, wie wunderbar es ist Kinder zu haben, irgendwann in den letzten Jahren aus den Augen verloren? Musste ich vom Schicksal erst einmal so deutlich vor Augen geführt bekommen, wie schön und lebenswert mein Leben ist? Wie unglaublich wichtig es ist, auf sich zu achten und das Leben zu genießen, es als Geschenk zu sehen und sorgsam damit umzugehen?

Wahrscheinlich war es so. Ohne dass ich es mir bewusst gewesen ist, hatte ich wohl dem grässlichen Graus die Tore sperrangelweit geöffnet und ihm so den Weg für den Siegeszug in meinem Körper vorbereitet. Zumindest hatte ich ihm eine große Chance gegeben, hatte mich irgendwann aufgegeben, unbemerkt. Ich hatte ein Leben gelebt, welches mich letztendlich und genau betrachtet, gar nicht glücklich machte und auch nicht MEIN Leben war. Aber das hatte ich alles nicht erkannt. Damals hatte mir der Zugang zu meinem innersten Ich, meinem Über-Ich, gefehlt. Wie sollte es jetzt weiter gehen? Viele Wahlmöglichkeiten hatte ich nicht. Genau genommen nur noch 2: entweder mich in mein Schicksal zu ergeben und dem Bruder vom grässlichen Graus, Gevatter Tod, ins Angesicht zu schauen oder: zu kämpfen.

Das Leben ist wundervoll und einzigartig! Darum pass auf, sei achtsam und hüte es wie den aller kostbarsten Schatz! Denn wenn du nicht aufpasst, zerrinnt es dir ganz schnell, so wie Sand vom allerschönsten Strand, zwischen den Händen!

Wundersame innere Kräfte

Kapitel 4

So kam er, der Morgen meiner großen OP. Ca. 5 – 6 Stunden hatten die Ärzte für die Sache geplant. Mir war das irgendwie alles egal. Ich wollte nur noch, dass es losgeht, dass mir "das Ding", "die Sache", der FEIND endlich aus dem Körper genommen wurde.

Das endlose Warten auf den Kampfeinsatz sollte aufhören! Wochen hatte ich nun damit zugebracht, von Untersuchung zu Untersuchung zu gehen. Musste vor diversen CTs ständig Abführmittel schlucken (das gewünschte Ergebnis, nämlich abzuführen, brachte dann auch "nette" Hämorrhoiden mit sich!! AUUUA!! Ätzend!!!), literweise ekelhafte Kontrastmittel trinken, Einläufe über mich ergehen lassen, Blutanalysen und diverse gynäkologische, Röntgen- und Gott weiß was für Untersuchungen erdulden und ertragen. Und dann immer wieder dieses WARTEN auf das Ergebnis, welches die Untersuchung gebracht hatte. Entsetzlich! Schrecklich! Wie schon gesagt, dieses ewige Warten hat mich bis heute traumatisiert!

Nach dem Gespräch mit dem Professor wollte ich nur noch eines: Weg mit dem Organ, welches der grässliche Graus gekapert hatte! Und dann: Kampf der Armee, die dieser miese Schurke in meinem Körper ausgesetzt hatte!!!

Die Einzelheiten des Vorabends, ebenso die des Morgens dieser OP, sind mir wieder nicht mehr so richtig präsent. Ich kann mich nur daran erinnern, wieder durch die Gänge geschoben worden zu sein, an Schwestern und Oberärzte, die mir gut zugesprochen haben, einen grellen OP-Saal, eine kalte "Pritsche" ... und dann wurde es schwarz um mich.

Keine Ahnung, wie meine Familie diese Zeit überstanden hat. Es muss entsetzlich für sie gewesen sein. So richtig gesprochen haben wir darüber allerdings nie.

Das erste Mal wachte ich auf der Intensivstation wieder auf. Mir war so schrecklich kalt, trotz der warmen Luft, die unter die Bettdecke gepustet wurde. Und ich hatte so einen furchtbaren Durst. Wie man mir nachher erzählte, war ich auch sehr, sehr unruhig beim Aufwachen. Na, wen wundert das?

Als Nächstes erinnere ich mich daran, dass meine Mutter an meinem Bett (nun schon im Krankenzimmer) stand und meine Hand hielt. Dadurch wurde ich wohl wesentlich ruhiger. Schrecklichen Durst hatte ich immer noch und ich muss wohl in meinem "beduselten Kopf" nach einem Bier verlangt haben.

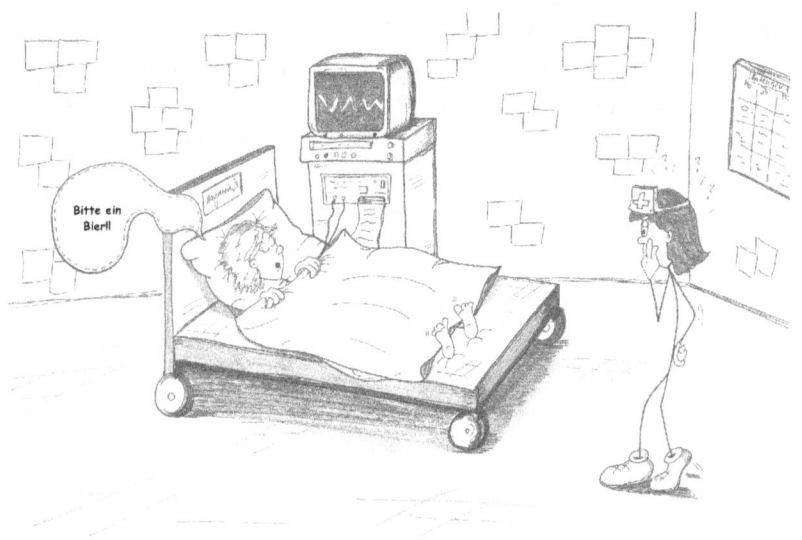

Ich trinke eigentlich niemals Bier, mag dieses für meine Begriffe sehr herbe Getränk gar nicht, aber der Gedanke an ein kühles Blondes schien mir wohl in diesem Moment das einzig Wahre zu sein!

Dieser sehnliche Wunsch wurde mir dann auch in der Tat erfüllt! Natürlich nicht direkt nach der OP, aber meine Schwester Gaby brachte mir prompt bei ihrem nächsten Besuch ein alkoholfreies Bier mit!! Nach der OP dauerte es sehr lange, ich glaube den ganzen Tag, bis ich schlussendlich die Nachwehen der Narkose so einigermaßen im "Griff" hatte. Der Professor kam irgendwann zu mir, ich denke Frank war auch da, und teilte uns mit, dass die OP sehr gut verlaufen war.

"Wir haben alles entfernen können. Ihre Blase war zum Glück noch nicht befallen! Wir haben einiges an Lymphknoten in ihrem Bauchraum entfernt, die, die wir im Körper belassen haben, habe ich gründlich mit meinen Fingern untersucht. Unterm Strich kann man sagen: Es ist alles super gut gelaufen!" Wau! Da kam dann doch noch die eine oder andere Info, die Sache mit der Blase z. B., die mir vorher gar nicht klar war. Es hätte alles noch viel schlimmer sein können!! Ich hatte so ein Glück gehabt!! Es war wirklich 5 Minuten, nein wohl eher 2 Minuten vor 12 für mich gewesen!

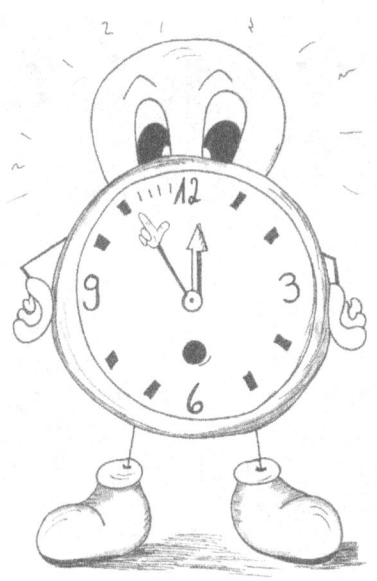

"Jetzt kommen Sie erstmal wieder auf die Beine! Dann gehen wir die nächsten Schritte an!", sagte der Professor noch. "Und ich verspreche Ihnen, ich tue alles medizinisch Mögliche für Sie, was ich auch für meine Tochter tun würde!" Wahnsinn! Dieser wunderbare Arzt hatte nicht nur mein Innerstes durch seine Finger gleiten lassen, er adoptierte mich auch noch kurzerhand!!

Diese Menschlichkeit der Ärzte im Krankenhaus, denn sie waren alle toll, ebenso die Schwestern, trug wirklich einen großen Teil dazu bei, dass ich ihnen vertraute und so absolut sicher war, dass alles gut werden würde!

Ein ganz großes und von Herzen kommendes Dankeschön an Professor Dr. Schnell und sein Team vom St. Franziskus-Hospital in Bielefeld.

So sehr ich mich freute, die OP gut überstanden zu haben, die positiven Informationen vom Professor zu hören, ... als die Schmerzmittel langsam nachließen, war alles erst mal nicht mehr so prickelnd. Ich lag an diversen Schläuchen und Kanülen angeschlossen im Krankenbett. Hatte einen schweren Sandsack auf dem Bauch, zur Stillung von Blutungen oder Verhinderung von Schwellungen?? Ich hab keine Ahnung, auf jeden Fall tat das alles schrecklich weh. Die Nadeln in meinen Venen, Katheder, das Blutdruckmessgerät, welches sich ständig zwecks

Überwachung aufpumpte .... manno Mann. Während ich das hier schreibe, pumpert mein Herz ordentlich und die Tränen brennen in meinen Augen!

Nun gut! Weiter geschrieben!!

Also. Die Nacht nach der OP war schrecklich. Mein Bauch tat schrecklich weh. Gar nicht mal so sehr die Naht, aber der Bauch war hart und ich hatte das Gefühl, mir zerreist es gleich meine Eingeweide. Die Nachtschwester tat wirklich ihr Bestes, um mich von meinen Qualen zu erlösen. Sie erklärte mir auch, dass man meinen kompletten Darm unter der OP aus dem Bauchraum genommen und anschließend wieder hinein "verfrachtet" hatte.

Kein Wunder also, dass sich die etlichen Meter erstmal wieder einsortieren mussten! Und das bereitete höllische Schmerzen.

Ich will jetzt gar nicht näher darauf eingehen, was die Nachtschwester so alles mit mir anstellte, damit die Windungen entlüfteten und sich ihr angestammtes Plätzchen in meinem Bauch suchten. Nur soviel: irgendwann ist jegliche Scham in so einem Krankenhausbett dahin! Es zählt nur noch eines: Schmerzen, geht weg!!! Die Nachtschwester schaffte es auf jeden Fall, dass ich die Nacht ganz gut überstand. "Sie werden sehen, langsam beruhigt sich das alles wieder!", sagte sie aufmunternd zu mir. "So soll es sein!", wünschte ich mir sehnlichst.

Ein „kleiner" Wunsch, der im Grunde alles für mich veränderte.

Denn dieser Wunsch war es letztendlich, der mir den Weg zu meinem inneren Arzt öffnete. Der Kräfte in mir weckte, von denen ich vorher niemals zu träumen gewagt hatte, von denen ich nicht wusste, dass ich sie besaß.

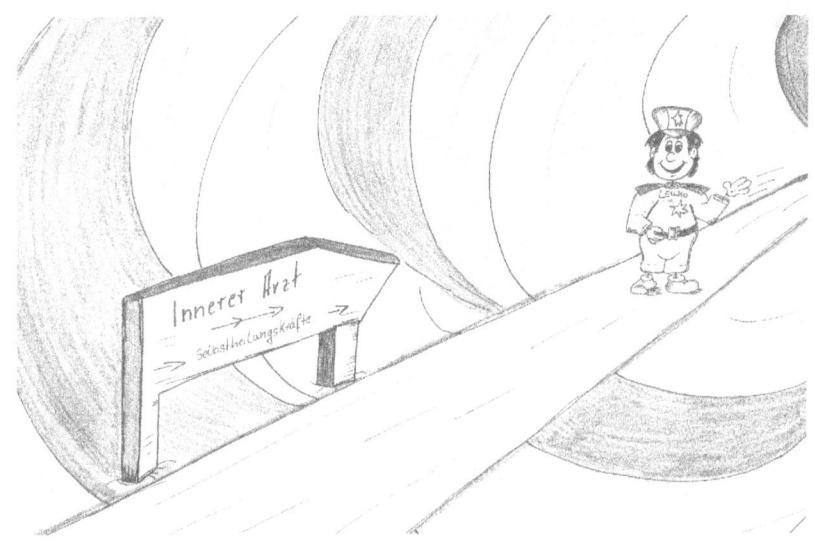

Denn, neben den ganzen „normalen Genesungsprozessen"
nach so einer großen OP, ist eines ganz enorm wichtig: der
Stuhlgang!! Im Normalzustand macht es einem ja schon
sehr zu schaffen, wenn dieser natürliche Prozess im Körper
nicht funktioniert. Vielleicht kennst du dieses äußerst
missliche Gefühl, wenn man "oben" reinfüllt, aber "unten"
so gar nichts rauskommen will, oder nur sehr schwerlich!!

Nach einer OP ist es aber noch mal so wichtig, dass Herr
Darm mit all seinen Windungen (im doppelten Sinn!!)
wieder an die Arbeit geht! So war die all morgendliche
Frage der Krankenschwestern auch: "Verdauung gehabt?"
Leider musste ich diese Frage in den ersten Tagen immer
mit "Nein!" beantworten. Denn mein träger Herr Darm und
mein Verstand waren sich in einer Sache einig: auf der
Bettpfanne geht gar nix!!!

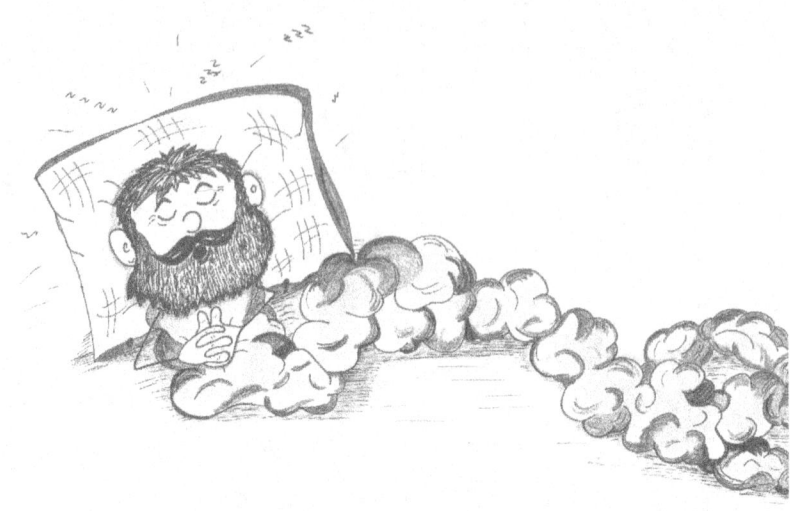

"Frau Hagemeier, das müssen wir aber im Auge behalten! Sonst bekommen Sie ein abführendes Medikament!", teilte mir dann auch eine Schwester mit. "Ich geb` mein Bestes!", versprach ich. Denn Abführmittel wollte ich auf keinen Fall schon wieder!! Eines Morgens lag ich dann, leicht verzweifelt, weil ich die Frage der Schwestern wieder mit „Nein" beantworten musste, ganz ruhig auf meinem Bett.

Meine Hände ruhten auf dem wehen Bauch, weil Wärme ja immer gut tut. Es zwickte und zwackte mich, mir war sehr unwohl. Seufzend schloss ich meine Augen und dachte: "Bitte, Herr Darm! Beweg dich doch! Komm in Gang, wir wollen doch nicht schon wieder mit `nem herbeigeführten flotten Durchmarsch auf der "Schüssel" hängen!!" Immer und immer wieder forderte ich mein träges Organ auf, seine Arbeit wieder aufzunehmen. Und auf einmal, erst ganz leise, dann immer lauter grummelnd, "rührte" sich etwas in meinem Bauch. Zunächst nahm ich es gar nicht so recht wahr. Aber irgendwann drang es in mein Bewusstsein, dass, je länger ich im Zwiegespräch mit meinem Herrn Darm war, das Glucksen und Grummeln in meinem Inneren umso lauter wurde.

Wahnsinn!! Das war ein unglaublich tolles Gefühl. Da sprach ich mit meinem Verdauungsorgan und es schien mich zu hören! Herr Darm hörte auf meine Worte! Ich erkannte, dass ich wirklich aktiv dazu beitragen konnte, meinen Körper zum "TUN" zu bewegen. Diese Erkenntnis ist mit das wunderbarste und fantastischste, was ich in meinem Leben erfahren durfte. Diese Erfahrung änderte meinen Glauben an die Macht des Geistes und der Gedanken von Grund auf!

Ich hatte meinen inneren Arzt entdeckt und GEWECKT!!

Und was soll ich sagen, meine Zusprache für meinen lieben Herrn Darm, das gute Zureden, die freundliche Aufforderung, endlich wieder an die Arbeit zu gehen, wurde tatsächlich von Erfolg (auf dem Thron) gekrönt!!

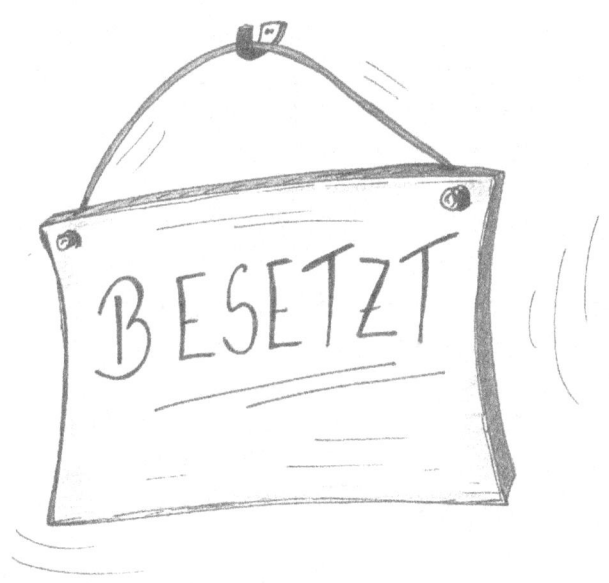

Wieder hatte ich eine Hürde genommen!! Ich war so stolz auf mich und meinen inneren Arzt! Wäre ich schon in der Lage dazu gewesen, hätte ich einen riesigen Freudentanz mit allen Schwestern und Ärzten auf der Station getanzt. Doch so begnügte ich mich damit, bei der nächsten allmorgendlichen Frage der Schwester „Stuhlgang??" mit einem sehr fröhlich, grinsenden „Jawoll!" zu antworten. Nachdem ich dieses wunderbare „Werkzeug" für mich entdeckt hatte, verging kein Tag mehr, ohne ein Gespräch mit meinen „Leuten". Ich veranstaltete regelrechte Reisen in meinen Körper.

Alles in meinem Körper stellte ich mir ganz genau vor, visualisierte es vor meinem geistigen Auge. Die Zeichentrickserie "Es war einmal … das Leben", die ich schon Jahre vorher immer gerne geschaut hatte, stand für die Visualisierung meiner fleißigen Männchen im Körper Pate. So sah ich vor meinem geistigen Auge alle sehr bildhaft vor mir: meine Kampfgeschwader, meine Blutarmeen, meinen "Oberst Leuko", Kommandant über alle Einheiten, und meinem persönlichen inneren Arzt. Dies mag sich jetzt ein bisschen verrückt anhören, aber: das Zwiegespräch mit meinen Leuten hat unglaublich vieles in meinem Körper bewirkt … und das tut es auch noch heute!

Nach wie vor bin ich mir all meiner fleißigen Helfer in meinem Inneren sehr bewusst, und bin unendlich dankbar dafür, dass sie alle einen fantastischen Job machen – Tag für Tag, Stunde für Stunde! Damals fand ich auch noch zu etwas anderem, das mir auch bis heute enorm wichtig geblieben ist: das Zeichnen und Malen.

Ich war ja nun wirklich eine lange Zeit am Stück im Krankenhaus. Insgesamt knapp 7 Wochen. Da wird einem durchaus mal langweilig!!

So bat ich Frank mir Stifte und Zeichenpapier mitzubringen. Es war so eine Eingebung. Also fing ich an zu zeichnen, das hatte ich ja schon immer gern getan. Obst, Tiere, Blumen, Klopapier-Rollen … alles was mir vor ´s Auge kam. Und ich konnte es gar nicht glauben, man konnte sogar alles wirklich erkennen!!
In dieser Zeit wurde mir immer bewusster: ich habe Kräfte und Talente in mir, von denen ich vor all dem Erfahrenen nichts geahnt hatte. Dieses Wissen machte mich unglaublich stark. Dieses Wissen und der Wille, meine Kinder heranwachsen zu sehen, ließen mich alle meine Kräfte und Sinne mobilisieren. Es gab im Krankenhaus einen Moment, eine Situation, die mich absolut wachrüttelte.

Ein Bild hatte sich an einem Tag in meinem Kopf fest gebrannt und ich wollte es keinesfalls Wirklichkeit werden lassen:

Als meine beiden kleinen Söhne sich von mir nach einem Krankenhausbesuch verabschiedeten und mir aus dem Fahrstuhl, dessen Türen sich langsam schlossen, zuwinkten, sah ich sie vor meinem geistigen Auge traurig an meinem offenen Grab stehen. Entsetzlich!!! Das würde ich nicht zulassen!!

Alle meine Kräfte, von denen ich nun wusste, dass es sie gab, würde ich in Bewegung setzen, um dieses zu verhindern!!

Denn Kinder sind das wunderbarste, was einem das Leben schenken kann. Für die bedingungslose Liebe die sie dir geben und die du ihnen gibst, lohnt es sich, den schwersten, mutigsten und aussichtslosesten Kampf zu kämpfen, den dir das Schicksal vor die Nase setzt.

Oberst Leuko und Co, die Kampfeinheiten

Kapitel 5

Die eben beschriebenen Erkenntnisse und Erfahrungen mit meinem inneren Arzt, meinem Oberst Leuko und sämtlichen inneren Armeen in mir, gaben mir die Kraft und Stärke, die weiteren Wochen und Monate der Behandlung gut durchzustehen. Mehr noch: ich fühlte mich nahezu unbesiegbar! Ich hatte alles im Griff, denn ich war aktiv dabei, meine Genesung voran zu treiben. Langsam erholte ich mich von den durchgeführten Eingriffen und Untersuchungen, schneller als die Ärzte erwartet hatten und sie wohl auch ein wenig erstaunte. Zu spüren, dass mein gesamtes Umfeld unglaublich stolz auf mich war, spornte mich immer mehr an und bestärkte mich in meinem unerschütterlichen Glauben, dass alles gut werden würde.

Mittlerweile war es für mich zu einem täglichen Ritual geworden, meine Reise ins ICH zu unternehmen. Hast du Lust, etwas mehr darüber zu erfahren? Möchtest du wissen, wie dieser Trip in meine Körperwelt funktionierte? Also gut, ich erzähle es dir, ganz egal, wie ulkig sich das alles vielleicht anhören mag. Um die tägliche Reise anzutreten, legte ich mich ganz still in mein Krankenbett, die Hände auf den Bauch, Augen geschlossen. Alles um mich herum blendete ich aus. Es gab nur noch mich und mein Körperinneres. Und dann ging es los:

Im Geiste betrat ich eine Art Versammlungsraum in der Nähe meines Herzens und meiner Lunge. Die Wände in dem Raum bestanden aus meinem Körper, aus den Muskeln, Blutbahnen, Nervenbahnen, alles war in rot-orange gehalten. Überall herrschte rege Betriebsamkeit. Blutplättchen transportierten gutgelaunt Sauerstoff, Nervenbotschafter rannten eilig an allen vorbei, Vitamine & Co waren auf dem Weg zu ihrem jeweiligen Bestimmungsort.

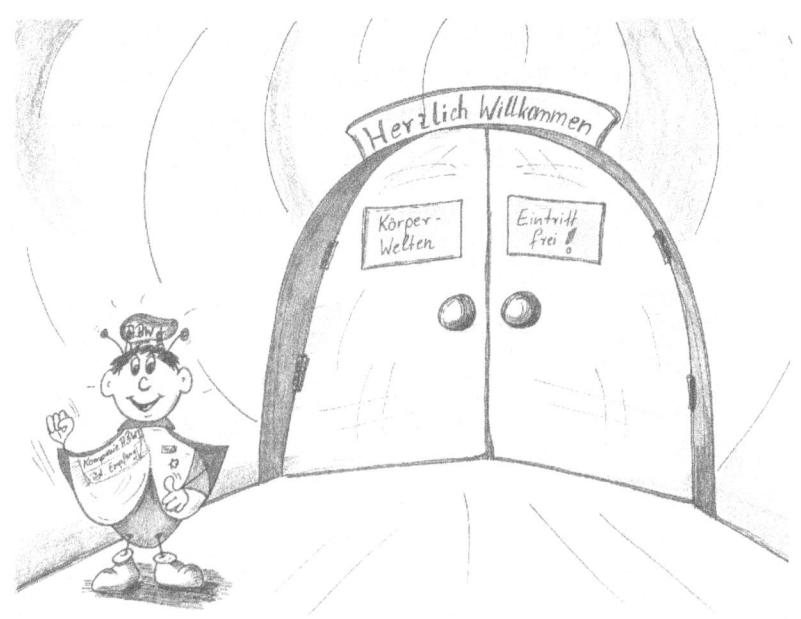

Je weiter ich in meine innere Vorstellung vordrang, desto klarer wurde das Bild vor meinen Augen. Wenn ich mich in diesem Raum geistig komplett angekommen fühlte, sprach ich zu meinen "Kampfeinheiten", den lustig ausschauenden, starken Männchen in meinem Körper.

"Hallo, ihr Lieben! Hallo, Oberst Leuko, hallo Blutkörperchen!" Eine freundliche Begrüßung war ja das mindeste, was man für gute und willige Arbeiter tun konnte!! "Toll, dass ihr alle da seid. Danke, dass ihr wieder so gute Arbeit geleistet habt! Das ist wirklich großartig!!" Sehr genau sah ich das Bild von allen fleißigen Helfern vor mir. Rote knubbelige, fröhliche Gesellen, die es liebten, all ihre Kraft und Fähigkeiten für unseren Körper einzusetzen. Und dann gab es da auch noch den „Chef von´s Ganze": den Oberbefehlshaber, denn einer musste ja im Inneren für mich auf alles acht geben, auch dann, wenn es mir im „Äußeren" vielleicht nicht so gut ging.

Er war ein kräftiger, stabiler Geselle, ähnlich einem amerikanischem Polizeicop, seines Zeichens eben Chef der Leukozyten, und „Mittelsmann" zwischen meinem inneren Arzt in der Schaltzentrale und mir.

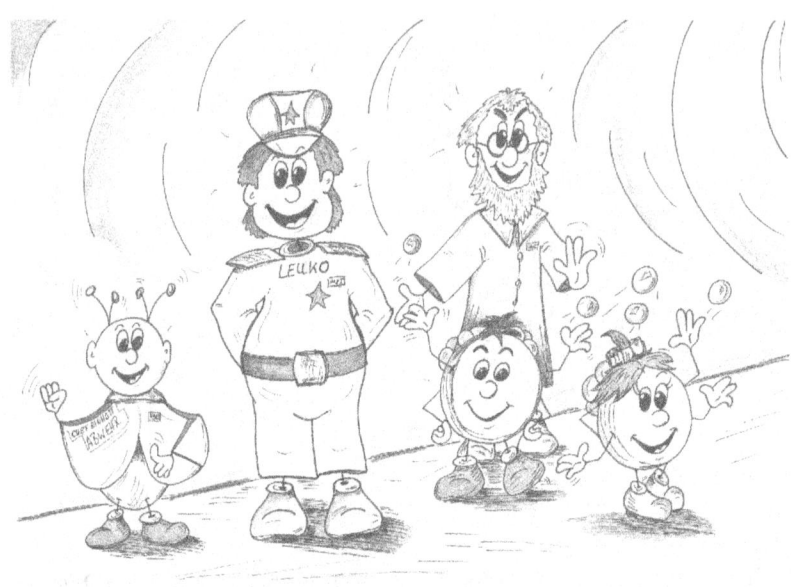

Wie du sicher weißt, sind die Leukozyten, die weißen Blutkörperchen im menschlichen Körper, die Blutpolizei. Ihre Hauptaufgabe besteht darin, Krankheitserreger abzuwehren, sie unschädlich zu machen. Für mich war es also ganz klar, mein persönlicher innerer Bodyguard, war der Chef der Leukozyten: mein Oberst Leuko! Und er war auch bei jeder inneren Sitzung mein erster Ansprechpartner und so was wie mein Vertrauter.

"Oberst Leuko! Schicke bitte alle deine Reparatur-Einheiten an die Stellen, wo Wunden geheilt werden müssen: in meinem Bauch und die lange Narbe in meiner Bauchdecke!" Diese ging übrigens vom Schambein, an meinem Bauchnabel vorbei, bis ca. 1,5 cm über den Bauchnabel.

Während ich so mit meinem Oberst Leuko sprach, stellte ich mir immer vor, wie die Blutplättchen-Leute voll motiviert, fröhlich und voller Elan an die Arbeit gingen und dann Zelle für Zelle die Wunden in mir reparierten. Viele kleine Männchen, bestückt mit Werkzeugen, um die „Nahtstellen" zu verbinden, zu reparieren. Da hatten sie ja auch in der Tat eine ganze Menge zu tun!! Du kannst dir das Bild, das ich mir vorstellte, in etwa wie eine große Maschinerie oder eine große Bauwerkstätte vorstellen, bei der an vielen kleinen Baustellen fleißig gearbeitet wurde. Mit unendlichem Fleiß und vielen Überstunden ... und ganz ohne Tarifverhandlungen!! Und meine Leute bewirkten wirklich kleine bis große Wunder. Denn meine Wunden verheilten sehr schnell und ohne Probleme. Toll!!

Das Geheimnis meiner Reisen ins ICH liegt darin begründet, dass ich so das Gefühl hatte, ganz AKTIV an meinem Heilungsprozess teilzunehmen.

Einfach nur passiv den Behandlungsmethoden der Ärzte zustimmen und über sich ergehen lassen, das Gefühl haben, hilflos und untätig zu sein ..., das wollte ich nicht. Auch wenn die Ärzte wirklich ihr Bestes gaben. Trotzdem: Tun ist immer besser als nur "in der Ecke zu liegen" und darauf zu warten, dass etwas passiert!!! Das gilt übrigens in nahezu jeder Lebenslage! Tatsache ist, dass es mir körperlich nachweislich sehr schnell sehr viel besser ging. Dies erfreute die Ärzte natürlich sehr, erstaunte sie aber wohl auch, dass ich so schnell nach all den Eingriffen wieder auf die Beine kam.

Manchmal mussten sie mich sogar "bremsen", wenn ich z. B. im Flur meine stürmisch-freudig auf mich zulaufenden Kinder begrüßte, in dem ich mich auf den Boden kniete. Einmal konnte der Professor dies beobachten und sagte mir dann anschließend tadelnd, aber lächelnd: "Ich freue mich sehr, dass es Ihnen so gut geht! Aber bitte: denken Sie daran, dass Sie eine gut 20 cm lange, erst 1 ½ Wochen alte, getackerte Narbe auf dem Bauch haben!! Ganz zu schweigen von den inneren Nähten!!!" Ok, da hatte er wohl Recht. Ich fühlte mich jedoch so unendlich stark! Mit meinen Leuten und mir konnte gar nichts mehr passieren!! Davon war ich zu 100 % überzeugt!

Außerdem hatte ich eine wunderbare Familie, Freunde und Bekannte. Sie besuchten mich jeden Tag. Meine Kinder waren gut versorgt. Frank stand zu 100 % hinter mir. Was absolut nicht selbstverständlich in solch einer Situation war, wie mir eine Schwester verriet. "Sie können sich wirklich glücklich schätzen, so einen Mann an Ihrer Seite zu haben, Frau Hagemeier!", sagte sie einmal zu mir, "es gibt wirklich genug Männer, die in solcher einer Situation das Weite suchen und ihre Frauen im Stich lassen, weil sie mit der ganzen Situation nicht klar kommen!"

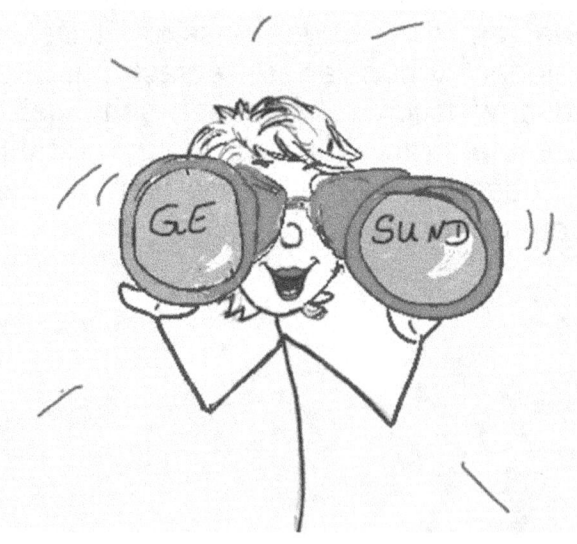

Ich muss zugeben, dass ich mir darüber gar keine Gedanken gemacht hatte. Mein Focus lag darauf, einfach wieder gesund zu werden. All dies, die Krankheit hinter mich zu bringen, den grässlichen Graus zu besiegen und zu vertreiben. Dann wollte ich einfach wieder zurück in mein normales Leben, einfach weiter machen. Sahen mein Mann und meine Familie das etwa anders?? Wie gesagt, ich weiß, dass das alles für meine Angehörigen eine ganz schlimme Sache gewesen sein muss. Aber darauf konnte ich mich mental nicht einlassen, denn ich hatte wahrhaft genug mit mir zu tun!!

Die Todesangst beschlich mich natürlich immer wieder. Ich kann gar nicht sagen, wie viele Tränen ich geweint habe. Die Angst, die sich immer wieder wie ein Stahlring um meine Brust schloss und mir die Luft zum Atmen nahm.

Klar trösteten mich mein Mann, meine Eltern, meine Geschwister, Freunde und sagten, es wird alles wieder gut. Dabei hatten sie alle wahrscheinlich selber genug Ängste, mit denen sie klarkommen mussten. Es sprach allerdings niemand mit mir darüber. Ich weiß, dass ich Frank mal vorwarf, dass wir niemals zusammen geweint haben. Er hat mir niemals gezeigt, wie traurig er wirklich war. Das gab mir (ganz sicher fälschlicherweise) das Gefühl, dass es ja eh nicht so schlimm, so schrecklich war, wie es sich für mich anfühlte. Mit dem Wissen und dem Abstand von heute denke ich da allerdings anders darüber. Meine Empfehlung für Angehörige ist auf jeden Fall, sich psychologische Hilfe holen. Denn Ängste, Sorgen einfach nur beiseite zu schieben, das ist keine Lösung. Für alle Beteiligten nicht!

Was mich heute noch erstaunt ist, dass ich mir zu der Zeit niemals Gedanken darüber machte, dass mir ja ein Organ entnommen worden war. Das Organ der „Weiblichkeit", meine Gebärmutter samt Eierstöcken. Niemals dachte ich über diesen Verlust nach. Für mich war es einfach die Entfernung des grässlichen Graus, des Krebses, gewesen.

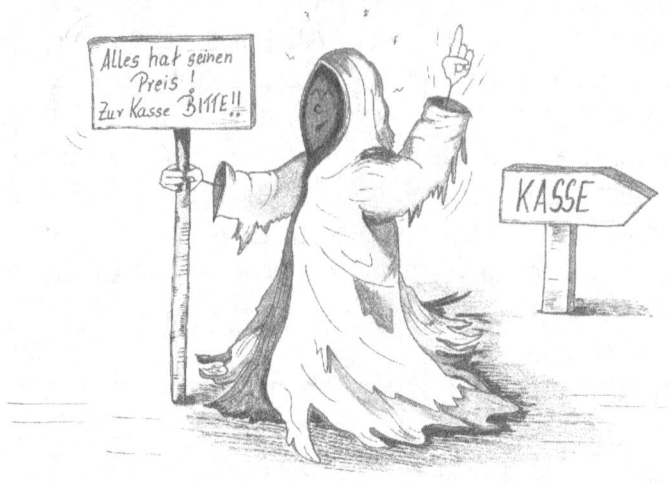

Ob dies irgendwelche körperlichen Folgen haben würde, keinen Gedanken verlor ich daran. Es war für mich der Preis, den ich zahlen musste um zu leben. Und ich war bereit, diesen Preis zu zahlen. Bei einer Nachuntersuchung fragte mich der Oberarzt einmal, ob ich die Fotos sehen wolle, die nach der OP von meiner Gebärmutter gemacht worden waren. Und ich wollte es. Wollte sehen, was da in meinem Körper gewesen war.

Und da lag „sie" dann, auf einem grünen Tuch. Rosig-rot und mit blumenkohlartigen, kleinen Auswüchsen über und über bewuchert. Nun hatte der grässliche Graus ein wirkliches Gesicht. Der Arzt erklärte mir dann noch, dass diese Blumenkohlzellen sich auch lösen konnten und „frei" in meinem Bauch herum geschwommen waren. Sehr bildhaft gesprochen natürlich. Von da an hatten die bösen Zellen, die vielleicht noch ihr Unwesen in meinem Körper treiben konnten, für mich die Gestalt von kleinen Blumenkohlröschen. Und so nannte ich sie auch. Ein Wunder eigentlich, dass ich Blumenkohl noch gerne essen mag!! Wie eben schon gesagt, war ich nach 6 langen Wochen im Krankenhaus relativ fit. Ich durfte sogar einmal über das Wochenende "raus". Oh das war herrlich! Es tat mir so gut!! Raus aus dem Krankenhausalltag, meiner momentanen Realität. Ein kleiner Spaziergang in der Winterluft (es war ja Ende Februar) …

HERRLICH!! Ich nahm das Leben auf einmal ganz anders wahr. Kein Wunder eigentlich, oder? Wenn auch schlimm auf der anderen Seite, dass uns Menschen oftmals erst bewusst wird, wie wunderbar das Leben ist, wenn wir merken, dass es endlich ist. Nun, Fakt war also: ich war fit und körperlich bereit für die nächsten Schritte. Klar war, wie die Behandlung weitergehen würde. Zunächst sollte ich eine Bestrahlung bekommen, dann Chemotherapie, 10 Mal. Beides hammerharte, chemische Keulen. Die Bestrahlung sollte von innen vorgenommen werden, d. h. ich würde eine radioaktive Flüssigkeit in den Bauch gespritzt bekommen und müsste dann 12 (oder 24 Stunden, ich bin mir nicht mehr sicher), eine "Rollkur" machen. Soll heißen, dass ich mich in gewissen Zeitintervallen immer wieder drehen musste, zum einen, damit die Flüssigkeit überall hinkam, zum anderen, damit sie nicht zu lange an einer Stelle war und mehr Schaden anrichtete als Erfolg brachte.

Ich war mit allem einverstanden. Wenn einige vielleicht sagen: "Oh, weia!! Soviel Chemie! Das geht doch auch mit alternativen Methoden!", so war das nicht mein Weg. Für mich war ganz klar: ich würde alles tun, um gesund zu werden, wenn das bedeutete, dass ich diese Behandlungen machen musste: ok.

Hätte ich es nicht getan, hätte ich im Laufe meines Lebens immer wieder darüber nachgedacht, ob ich wirklich ALLES unternommen habe, um dem grässlichen Graus, dem Blumenkohlkopf, den Gar auszumachen.

Also gab es gar kein "Vertun": diese Behandlungen würden gemacht!

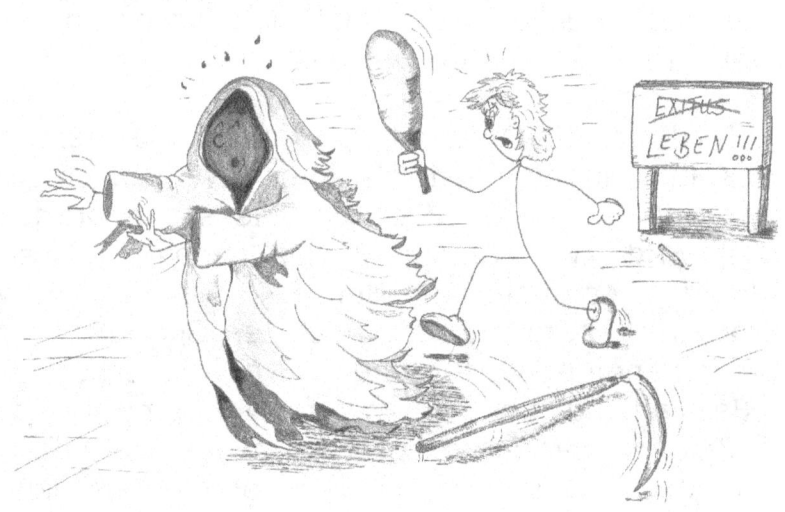

Schon wieder schlägt mein Herz bei diesen Zeilen bis zum Hals und mir ist etwas flau im Magen ...

Eine ganz große fürchterliche Sache war für mich noch, dass man mir sagte, dass ich meine Haare unter der Chemotherapie natürlich verlieren würde. SCHRECKLICH!!!! Das war für mich wirklich katastrophal! Nebenwirkungen konnte und wollte ich ertragen, hatte ich doch Oberst Leuko und meine Leute an meiner Seite, aber der Gedanke, dass meine Haare ausfallen würden, war entsetzlich für mich. Zu dem Zeitpunkt hatte ich schulterlange Haare. Lange hatte ich daran gezüchtet. Jedoch wollte ich auf gar keinen Fall, dass mir die Haare in langen Strähnen vom Kopf fielen. Also bat ich die Ärzte um Ausgang und Frank fuhr an einem Abend mit mir zu meiner Frisörin.

Wenn Frau ja in der Regel sehr gerne so einen Termin wahrnimmt, für mich war es wie ein Gang zum Schafott. Die Tränen kullerten während der gesamten Autofahrt und während des gesamten Haarschnitts. Und das Resultat? Nun, schön fand ich es nicht. Ich schaute mich an und dachte: Oh, mein Gott!! Ich sehe aus wie Niklas!! Mein älterer Sohn.

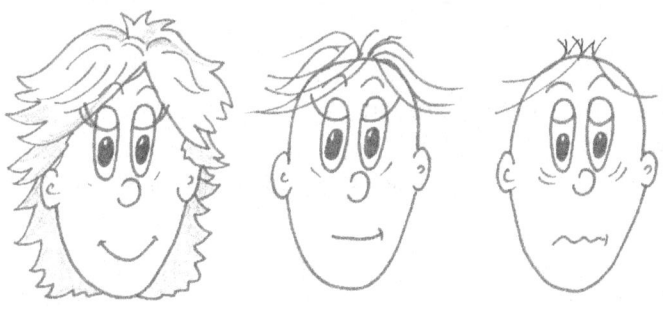

Ein wunderhübsches Kerlchen, aber so knabenhaft Aussehen wollte ich eigentlich nicht. Mein ziemlich reduziertes Körpergewicht trug das seine dazu bei. Identifizieren konnte ich mich also damals mit der Kurzhaarfrisur erstmal nicht.

Aber egal, ich würde es schon schaffen damit umzugehen. Und dann war es soweit, der nächste Schritt zur weiteren Behandlung stand an. Es kam der Tag der Yttrium-Einlage, der radioaktiven Bestrahlung in meinen Bauchraum. Meine Mutter hatte an diesem Tag Geburtstag, sie wurde 65 Jahre. Es war besonders schwer für mich, meine Familie dort zusammen zu wissen. Für meine Lieben war es sicherlich umgekehrt ebenso schlimm. Ich weiß nicht, wie dieser Geburtstag verlief. Sicherlich nicht so fröhlich, wie meine Mutter es verdient hätte. Die Vorbereitung für die Bestrahlung glich in etwa einer kleinen OP. Ich wurde mit meinem Krankenbett in den "tiefsten Keller" des Krankenhauses gebracht. So kam es mir zumindest vor. In meiner Erinnerung hat Frank mich begleitet. Es war relativ schummrige Beleuchtung überall, warum auch immer. Dann wurden Kanülen in meinen Bauch gesetzt, und eben diese Flüssigkeit in meinen Bauchraum eingebracht. Sollte sie denn nun alle restlichen, auch noch so winzigen blumenkohlartigen Krebszellen vernichten.

Auch hier kann ich nicht mehr so ganz genau sagen, wie es letztendlich ablief. Woran ich mich aber sehr gut erinnere ist, dass ich ein Einzelzimmer bekam und nur Befugte und Freiwillige (?? so ist es in meiner Erinnerung) zu mir durften. Mit Mundschutz und Handschuhen. Die Krankenschwestern mussten sich sogar jedes Mal in eine Liste eintragen, wenn sie bei mir gewesen waren. So verbrachte ich in meiner "Einzelhaft" 24 Stunden.

Zunächst ging es mir auch noch ganz gut. Meine innere Einstellung zu der Bestrahlung war ja auch durchaus positiv: Schwerste Geschütze für den Kampf gegen den grässlichen Graus!!! Kampf den Außerirdischen mit den Blumenkohlköpfen!!

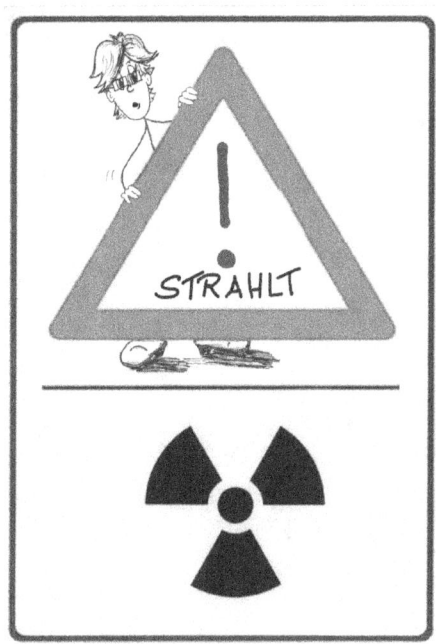

Die Visualisierungsstrategie meines Innenlebens florierte. Oberst Leuko kämpfte die Schlacht gegen Blumenkohlköpfe.

Alle meine Leute, meine Blutplättchen-Armeen, wurden auch bei dieser

Strahlentherapie mobilisiert. Wie schon so oft rief ich sie alle in den Versammlungsraum, nahe des Herzens. Brav erschienen auch alle, wie immer höchst motiviert und arbeitswillig. Ich stellte mir vor, wie Oberst Leuko sie alle beruhigte und zur Aufmerksamkeit aufforderte, weil ich ihnen etwas zu sagen hätte. So erklärte ich ihnen, was uns alle jetzt erwarten würde.

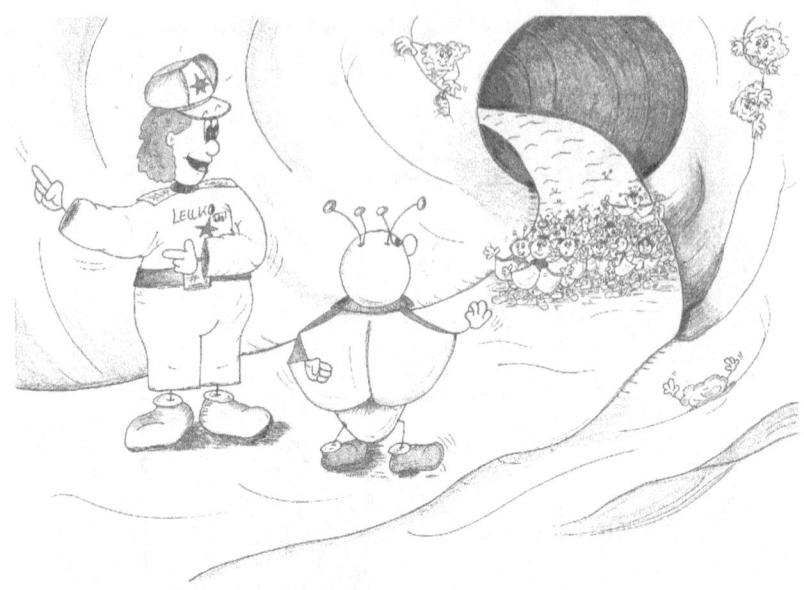

Dass wir Besuch von merkwürdig ausschauenden Gesellen in goldenen Raumfahrtanzügen im Körper hätten, die eingebracht worden waren, ihnen zu helfen. Zu fies, unberechenbar und winzig wäre unser Feind, die Kohlkopfzellen. Und damit wir diese Schlacht auch wirklich gewinnen konnten, eben dabei würde uns diese „Goldarmee" helfen.

Auch sollten sich meine fleißigen Männchen nicht wundern, dass sie alle Nase lang „durch die Gegend" gekullert würden, da ich ständig meine Liegeposition würde ändern müssen.

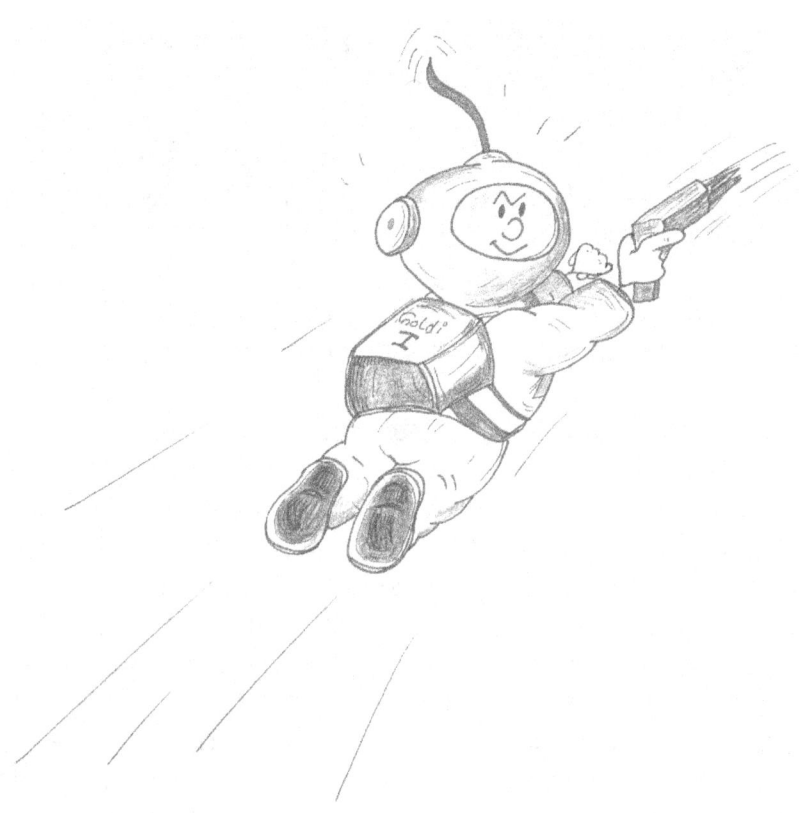

In meinem Kopf bedankte ich mich wieder für die tolle Arbeit, die alle leisteten und übergab, wie immer, Oberst Leuko das Wort. In meiner Vorstellung war es dann immer so, dass ich mich quasi zurücklehnte und meine wuseligen Freunde von oben beobachtete. So hörte ich dann Oberst Leuko, wie er seine Kommandos gab, wo alle hingehen sollten und was jeder zu tun hätte. Soll heißen: alle sollten ihre Aufgaben so gut sie nur konnten verrichten. Sie sollten gesunde Zellen beschützen und die „Fremdlinge" gewähren lassen und auch unterstützen, falls sie einen Kohlkopf sahen, der vielleicht bisher nicht aufgefallen war. Doch sollten die den „Goldigen" nicht zu nahe kommen, da eine Berührung mit ihnen äußerst unangenehm sei.

Nach dieser Sitzung mit meinen Leuten hatte ich das Gefühl, mich gut für diese Behandlung gewappnet zu haben. Aber trotz alledem, meinen Helfern und meiner innerlich positiven Einstellung zu dieser Chemiekeule, kamen natürlich die Nebenwirkungen.

Ich durfte während der ganzen Zeit nur liegen, keinesfalls sitzen. Musste mich ständig drehen, Seite-Rücken-Seite-Bauch ... Seite-Rücken-Seite-Bauch ... usw. alle halbe Stunde, glaube ich. Dann ging es irgendwann los. Unglaubliche Kopfschmerzen, Übelkeit, der Geruchsinn veränderte sich ... alles roch ekelhaft, mir war einfach nur mega schlecht. Irgendwann kam natürlich auch der Punkt, wo ich nicht mehr wollte. Es sollte einfach nur vorbei sein. So schlimm hatte ich mir das dann doch nicht vorgestellt.

Aber es half ja nix. Augen zu und durch! Zu essen bekam ich nur Flüssiges. Suppen also. Spargelcreme, Brokkolicreme, typische Krankenhaussuppen halt ... und alle schmeckten mir einfach nur widerlich. Bis heute kann ich derlei Suppen nur ganz schlecht bzw. gar nicht mehr essen. Egal von wem sie gekocht wurden! Wenn ich mir jetzt vorstelle, dass ich einmal einer Radioaktivität ausgesetzt war ... mein Gott ... Unfassbar!!
Irgendwann – mir kam es natürlich endlos vor – gingen auch die Stunden dieser Behandlung vorbei. Ich hatte es geschafft. Die erste schwere Hürde nach den Op´s war genommen.

Natürlich war ich angeschlagen. Schlapp, kraftlos. Doch ich bedankte mich bei Oberst Leuko, dass er und unsere Leute es so gut überstanden hatten. Vor Augen hatte ich, dass die kleinen roten Gesellen alle etwas ermattet weiter ihre Arbeit verrichteten. Auch angeschlagen, aber keineswegs minder motiviert. Nach einer Erholungsphase, ich denke es waren 2 Tage, durfte ich erstmal nach Hause. Die nächste große Hürde, die zu bewältigen sein würde, war die erste Chemotherapie. Sie sollte dann gut 2 Wochen später beginnen, wenn meine Blutwerte es zuließen. Daran hegte ich allerdings nicht einen Moment einen Zweifel. Eine Erinnerung an diese 2 Wochen habe ich seltsamerweise nicht.

Vor gut 13 Jahren war es bei der Chemotherapie so, dass es einer gewissen Vorbereitung bedurfte. Bei meiner war es auf jeden Fall so.

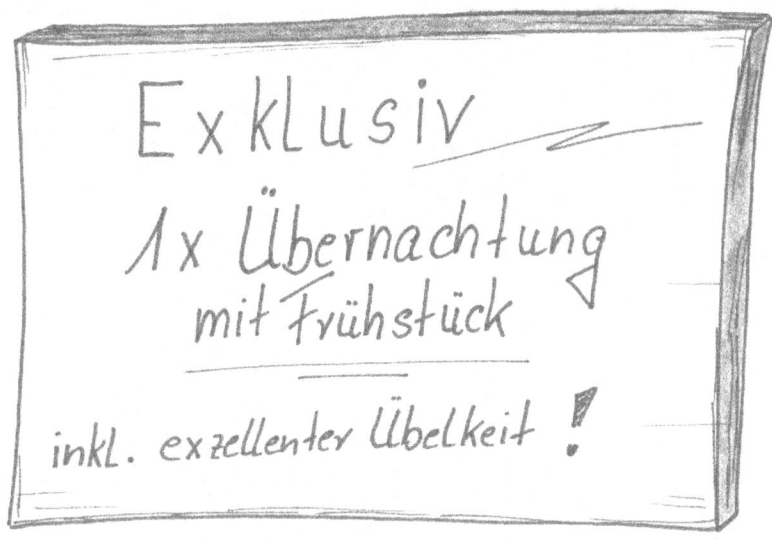

Die Möglichkeit einer Tagesklinik, um die Chemo ambulant zu bekommen, wie das heute möglich ist, gab es damals (zumindest für mich) nicht. Für mich hieß es also wieder: Krankenhausaufenthalt. Allerdings jeweils nur eine "Übernachtung" mit Frühstück.

24 Stunden vor der Infusion musste ich meinen gesamten Urin sammeln. Eine "Ölerei" kann ich dir sagen! Jedes Mal pullern ein Balanceakt. Vor allem: worin sammeln?? Ich sah beim Einkaufen eine 2 Liter Plastik-Milchkanne mit Deckel.
Dies war fortan für den Tag vor DEM Tag, mein treuer Geselle auf dem Häusl. Wie gesagt, ein Balanceakt, vor allem wenn die Kanne schon gut gefüllt war!!

Bevor es dann zum Krankenhaus ging, wurde die Sache gut gerührt (und nicht geschüttelt!!) und in einen handelsüblichen Urinprobebecher aus der Apotheke abgefüllt. Diese Essenz aus 24 Stunden brauchte man dann im Krankenhaus um die Zusammensetzung für die Chemo zu berechnen.

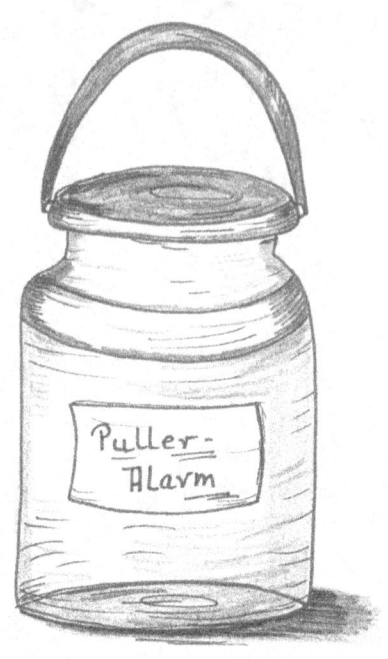

Einmal hat eine Schwester, es war glaube ich, bei der letzten oder vorletzten Chemo, meinen Becher entsorgt, beVOR die richtige Medikation daraus berechnet worden war! Na, da war aber Holland in Not!! Weil es jedoch die Male davor immer ungefähr gleich war, erlaubte der Oberarzt dann doch, dass ich die Behandlung bekommen durfte. Du kannst dir sicher vorstellen, wie erleichtert ich da war!

Das aber war ja erst viel später. Ich will auch gar nicht so genau auf jede einzelne Chemo eingehen. Viel mehr geht es mir darum, WIE ich damit umgegangen bin. Denn die Tage der Behandlung verliefen eigentlich immer gleich. Frank fuhr mich morgens ins Krankenhaus. Es kamen die üblichen Untersuchungen: Blutabnahme und Ermittlung der Medikation. Wenn alle Werte in Ordnung waren, mein Immunsystem stabil genug, konnte die Behandlung statt finden. Jedes Mal eine kleine Zitterpartie! Auch wenn ich überzeugt war, dass meine Leute an allen Fronten kämpften und ihr Bestes gaben. Und ich behielt ja auch immer recht.

Zunächst bekam ich meinen Venenzugang in die Armbeuge. Dann wurde mir ein Beutel Kochsalzlösung verabreicht. Und dann … kamen die nächsten Außerirdischen in meinen Körper. Diesmal in silbernen Raumanzügen.

Wie ich es nun schon die ganzen Wochen über getan hatte, hatte ich auch dieses mit meinem Oberst Leuko und seinen Leuten besprochen. Genau wie bei der „Rollkur" trommelte ich wieder alle in den Versammlungsraum zusammen. Das gleiche Szenario, wie ich es dir schon geschildert habe. Schon in den Tagen zuvor hatte ich alle meine Einheiten bei meinen Reisen ins innere Ich, zu meinem inneren Doktor, auf diese neuen Helfer vorbereitet.

Wenn jetzt also diese Neulinge durch meine Adern und Venen jagten, nahm ich sie, nahmen meine Leute sie, nahmen wir sie als einen Teil von uns auf. Ich sprach auch mit ihnen, genauso wie mit meinen „echten eigenen Leuten". Mir gab das einfach das Gefühl, nicht irgendetwas Unbekanntem ausgesetzt zu sein. Etwas, das ich nicht beeinflussen kann. Was mir vielleicht sogar schaden würde. Im Geist nahm ich quasi meinem lieben Oberst Leuko bei Seite und sagte zu ihm: "Also, mein Guter. Zunächst ein ganz großes Danke an dich und deine Kämpfer, den Blutplättchen und allen anderen, für euren mutigen Einsatz! Ihr macht das wirklich toll!"

Es war mir wirklich sehr wichtig, "Danke!" zu sagen. Denn schließlich stand ich noch mitten im Leben und das wäre ohne die Hilfe meiner Leute definitiv nicht so gewesen, davon war ich überzeugt. "Also, Oberst Leuko! Heute ist es wieder soweit: die Außerirdischen kommen, um uns zu helfen. Und ihr wisst, sie sind aggressiv, richtige Rowdies! Viel zu schnell unterwegs auf ihren Inlinern und vor allem mit ihrem strahlenden Anzug! Ihr dürft ihnen nicht allzu nahe kommen, sie nicht berühren, das ist nicht gut! Beschützt alle gesunden Zellen und macht ihnen den Weg frei für die Bekämpfung und Vernichtung der Blumenkohlkopfarmeen. Zeigt ihnen jeden noch so kleinen Krümel der ausschaut, wie ein fieser, bösartiger Blumenkohl!! Und wenn die Silberlinge versehentlich etwas anderes angreifen, haltet sie auf! Ich danke euch, für euren großartigen Kampfeinsatz!"

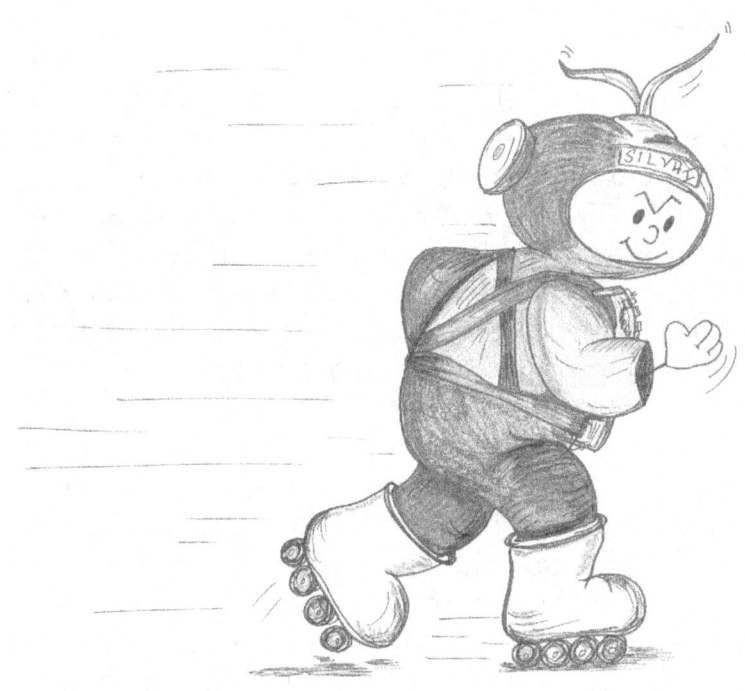

Auch die Silberlinge "besprach" ich. "Hallo, ihr Fremden! Herzlich Willkommen. Ich freue mich, dass ihr hier seid, um mit uns in den Kampf gegen den grässlichen Graus zu ziehen. Tut bitte alles Notwendige, um die Blumenkohlbösewichte – auch die in der hintersten Ecke, im hintersten Winkel meines Körpers – zu vernichten. Aber Achtung: die Armeen vom grässlichen Graus sind äußerst geschickt und beherrschen eine sehr gute Tarntechnik! Aber ich weiß, ihr findet sie alle. Nur bitte: gebt gut acht!

Es sind so viele gesunde Zellen in meinem Körper, u. a. die meiner Haare. Die könnt ihr getrost in Ruhe lassen!!" Gleichzeitig schickte ich Sondereinheiten Blutplättchen an die Haarzellen, damit sie die Haarwurzeln unterstützen und mit vereinten Kräften den Ausfall verhindern konnten.

Verrückt, oder? Aber genau so sprach ich mit mir bzw. meinem Unterbewusstsein.
Alle Mann zusammen halten! Alle Kräfte mobilisiert!
Blutplättchen & Co: wappnet euch!
Wir waren vorbereitet auf die Invasion der aggressiven Helfer!

Ein Vergnügen war die Chemotherapie natürlich nicht. Im Bett zu liegen, zu wissen, was da gleich in den Körper fließt … wenn dann der Beutel mit dem ersten Medikament angehängt wurde, der Tropfenzähler eingeschaltet, die ersten Tropfen (die Silberlinge) in die Vene flossen … ich konnte das genau spüren. Denn es wurde warm oder gar heiß in den Adern. Ich spürte genau, wie sie den Weg zum Herzen nahmen und von da ab, mit dem nächsten Herzschlag, in den ganzen Körper gespült wurden. Nicht sehr angenehm. Schlagartig bekam ich auch einen merkwürdigen Geschmack im Mund und mein Geruchsinn war übersensibel. Seither finde ich den Geruch des „klassischen, grünen Papierhandtuches", aus den Spendern in öffentlichen Toiletten, als höchst unangenehm.

Irgendwann im Laufe des Tages kamen dann Kopfschmerzen und Übelkeit hinzu. Übergeben musste ich mich auch, meist auf der Heimfahrt am nächsten Tag. Kurzum: mir ging es richtig mies, das kann man definitiv so sagen. Aber nahm ich diese Tage als gegeben hin. Es war wie es war. Nutzte ja nichts. Die Nächte waren natürlich auch nicht viel besser. Wenn ich dann wieder zu Hause war, ausgestattet mit Medikamenten gegen die Übelkeit, ließ es sich schon besser ertragen. Natürlich machte mich die Behandlung von Mal zu Mal immer schlapper, keine Frage.

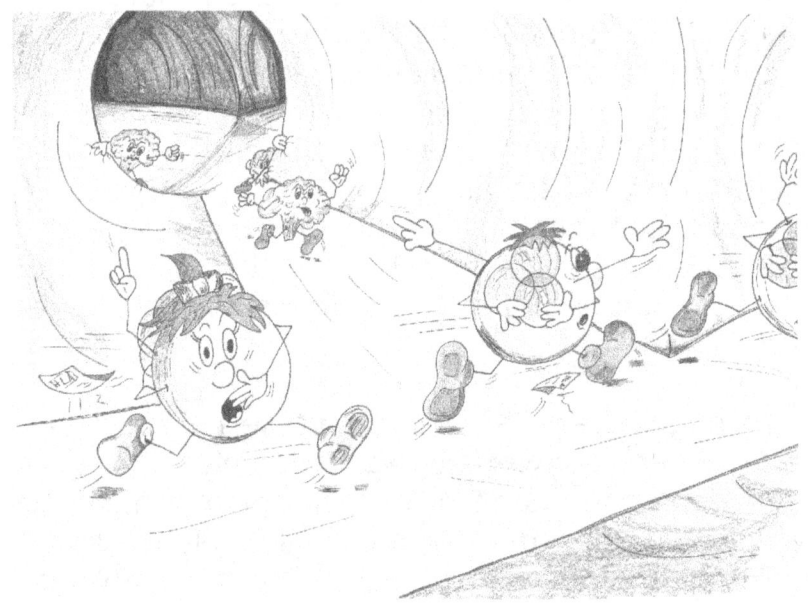

Aber ein Kampf ist erst verloren, wenn der letzte Krieger am Boden liegt!
Und soweit würde ich es nicht kommen lassen! Das hatte ich mir ja nun schon mehr als einmal geschworen!!

Zu Risiken und Nebenwirkungen ... alles kann – nichts muss!!

Kapitel 6

Es ist ja schon erstaunlich, wie sehr sich der Mensch an gegebene Situationen gewöhnen kann. Unfassbar eigentlich. Egal wie widrig die Umstände manchmal auch sein mögen: Homosapiens machen das Beste draus! Also überwiegend zumindest! Ich gehöre, wie ich feststellen konnte, definitiv zu dieser Kategorie. Wie du dir ja nach all dem bisher Geschilderten sicher vorstellen kannst, waren meine Lebensumstände, gelinde gesagt, völlig aus der Bahn geworfen, bis hin zu: "Das wünsche ich meinem ärgsten Feind nicht" ...! Aber so unmöglich diese Umstände auch waren, für mich war es irgendwann die Normalität.

Zunächst war es die lange Zeit im Krankenhaus. Als ich das erste Mal nach 7 Wochen wieder nach Hause kam, war das für mich eine ganz komische Situation, irgendwie surreal. Ein wirklich merkwürdiges Gefühl wieder zuhause zu sein. Zuerst fühlte ich mich richtig fremd und ich nahm alles ganz anders wahr als vorher. Heimisch und doch irgendwie unbekannt. Eigenartig. 7 Wochen sind eine lange Zeit. Davon mal ganz abgesehen, dass sich mein Alltag jetzt ja auch ganz anders darstellte als vor „der Sache". Wenn ich vorher schlicht und ergreifend meinen hausfraulichen und mütterlichen Tätigkeiten nachgegangen war, so war ich dazu jetzt gar nicht in der Lage. Nach den ganzen Untersuchungen, Op´s und Behandlungen war ich viel zu schwach dafür.

Natürlich wurde mein körperlicher Zustand durch die Chemos immer noch weiter geschwächt. Ein Umstand, an den ich mich erstmal gewöhnen musste. Zu begreifen und akzeptieren, dass ich körperlich einfach nicht fähig war, gewisse "normale" Dinge zu bewerkstelligen. Staubsaugen, einkaufen gehen, Wäsche waschen ... ging alles nicht oder so gut wie nicht.

Nach jedem überstandenen Chemotherapie-Zyklus, also einem Tag und einer Nacht im Krankenhaus, holte Frank mich morgens ab. Im Gepäck hatte er dann immer eine Spucktüte für mich, von der ich auch wirklich jedes Mal Gebrauch machen musste, da es mir während der Fahrt so übel wurde. Zuhause angekommen, verfrachtete er mich dann sofort in mein Bett. Über Tag im Bett zu liegen, an und für sich ein Ding der Unmöglichkeit für mich. Jedoch ging es mir am ersten Tag nach einer Chemo so schlecht, dass mir gar nichts anderes übrig blieb. Einfach nur ganz still da liegen, am Besten gar nicht bewegen, nichts riechen, nichts schmecken ... Zeit geh einfach nur vorbei!! Doch es war so unsagbar schön, zu Hause zu sein, meine Kinder bei mir zu haben, das Alltags-Treiben vom Bett aus zu hören, ... was es mir manchmal ganz schön schwer machte, wirklich im Bett zu bleiben und trotz aller Übelkeit und Kopfschmerzen nicht in das Getümmel einzugreifen.

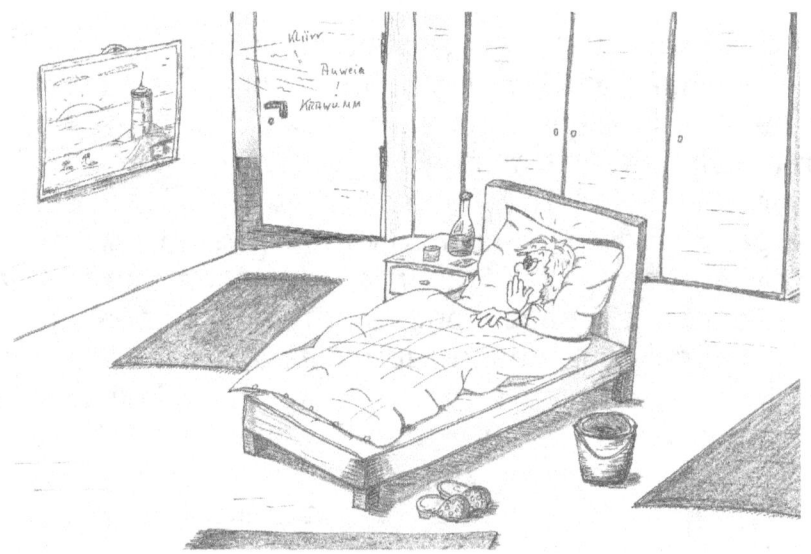

Denn manchmal ließen die Geräusche darauf schließen, dass es da z. B. in der Küche bei meinen Lieben drunter und drüber ging. Wenn Frank fluchte, dass die Koteletts anbrannten, einer der Jungs ein Glas umgeworfen hatte ... was auch immer. Am liebsten wäre ich sofort aufgestanden und hätte mich darum gekümmert. Doch irgendwann „ließ ich los", gewöhnte mich daran, einfach die „anderen" machen zu lassen.

Wie schon gesagt: der Mensch ist ein Gewohnheitstier!!

Irgendwann erlaubte ich mir, diese schwerverdienten Ruhephasen wirklich für mich zu nutzen, sie mir zu GÖNNEN. Ich nahm mir diese Auszeit um mich einfach um mich selber zu kümmern, meine Gedankenreisen in mein Innerstes zu zelebrieren. Ja, zelebrieren ist da wirklich das richtige Wort. Diese Reisen in mein Inneres, zu meinem Oberst Leuko und seinen Kumpanen …, ich ließ mich voll drauf ein und genoss diese Reisen wirklich sehr.

Diese „Ferien von der Außenwelt" nahm ich mir am liebsten unter der Dusche. Wie entspannend war es, wenn mir das warme Wasser über den Kopf, über die Ohren floss und ich so nur noch das Rauschen des Wassers hörte. Ebenso war die Badewanne ein wunderbares Reisemobil, um diese Kurzurlaube anzutreten: schön warm, und ebenfalls den Duschkopf so drapiert, dass mir das Wasser über den Kopf fließen konnte.

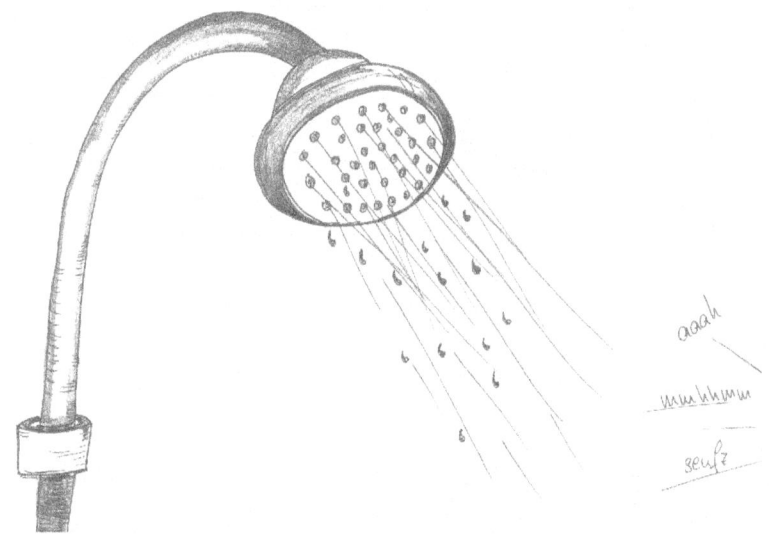

Dieses fließend, wirklich ziemlich warm eingestellte Wasser, half mir auch unglaublich gut gegen diese stechenden Kopfschmerzen nach der Chemo. Auch heute hilft mir so eine heiße „Kopfbrause", wenn mich die Migräne plagt! (Übrigens auch bei Katerkopfschmerz, dies aber nur am Rande bemerkt!!!)

Fakt ist, dass so eine Chemo-Chemiekeule das ganze innere System aus den Fugen haut. Alle inneren Prozesse kommen durcheinander. So auch wieder mein lieber Herr Darm. Es war, als wäre mir die ganze Flüssigkeit aus dem Körper gezogen worden. Also, zumindest was meine Verdauung anging. Ich sage nur: Hasenköttel sind Gold dagegen.

Die Bauchschmerzen waren wirklich schrecklich und jeder Gang zur Toilette ähnelte der Geburt eines viel zu großen Babys, was durch den Geburtskanal wollte. Nur halt an anderer Stelle und nicht ganz so groß, wie der Kopf eines Säuglings. Furchtbar, sag ich dir!

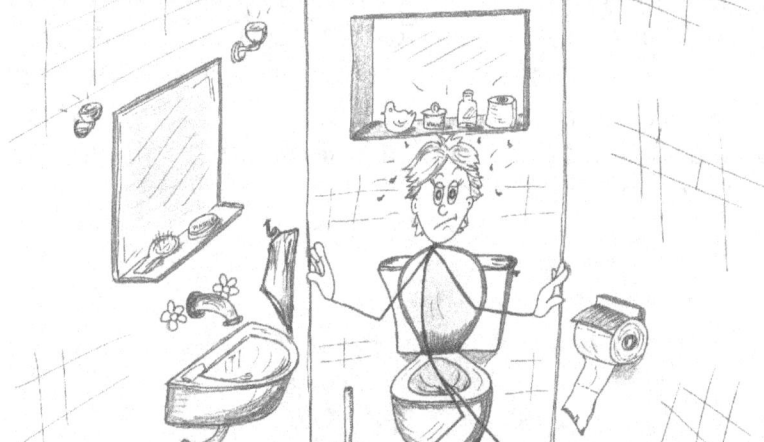

Wenn gar nichts ging, ich mich quälte und auf dem "Thron" verrenkte (keine näheren Ausführungen an dieser Stelle, aber vielleicht hast du ja genug Phantasie …), biss ich sogar in den "sauren Apfel" und machte mir selbst einen Einlauf. Grauenhaft … eigentlich! Aber wie sagt man doch? … die Not heiligt die Mittel!! Ok, es heißt wohl der „Zweck" heiligt die Mittel. Doch es war wirklich eher eine große Not.

Du darfst mir wirklich glauben, wenn so ein Einlauf seine Arbeit erfüllt hatte und ich entsprechende Erfolge zu verzeichnen hatte, feierte ich quasi regelrechte Freudenfeste! Ich war dann so glücklich und im wahrsten Sinne des Wortes erleichtert, dass ich mein Glück gleich telefonisch z. B. mit meiner Schwester teilen wollte! Ein bisschen absurd, aber das musste in diesen Momenten wirklich sein! Es waren für mich solch extreme körperliche Anstrengungen, die ich da vollbrachte, wahre Höchstleistungen für meinen geschwächten Körper, ganz ehrlich. Dieser Erfolg wurde gefeiert und mit jemandem freudig geteilt!! Oben drein gönnte ich mir dann meist noch ein oben erwähntes ausgiebiges Wannenbad.

Mir war es dann auch wieder sehr wichtig, mich bei meinen „Leuten" zu bedanken. So legte ich dann, wie schon bekannt, meine Hände auf den Bauch und reiste in mein Ich. Mittlerweise war ich schon sehr geübt in dieser Meditation. Sehr schnell konnte ich mich in diesen Zustand zwischen völliger Entspannung und Realität versetzen.

Wie bei jeder dieser Reisen, stellte ich mir alle meine Bluttplättchen, meine Körperpolizei und alle anderen kleinen Helfer, bildhaft vor. Ich begleitete sie auf allen Wegen durch meinen Körper, stellte mir vor wie sie ihre Arbeit verrichteten, Ausschau nach übrig gebliebenen Kohlköpfen hielten und den flitzenden „Silbermännchen" auswichen, die jede noch so kleine Spalte nach Spionen des grässlichen Graus absuchten und bei Bedarf eliminierten.

Einmal trug mich dieser Zustand während so einer Reise in mein Ich "so weit weg", dass ich wirklich Schwierigkeiten hatte, "zurück zu kommen". Ich war total in mir versunken, erfüllt von einem warmen wohligen Gefühl, so schön, so leicht, so geborgen und es war so angenehm. Irgendwie befand ich mich in einer anderen Wirklichkeit und schaffte es kaum, mich daraus zurück zu holen.

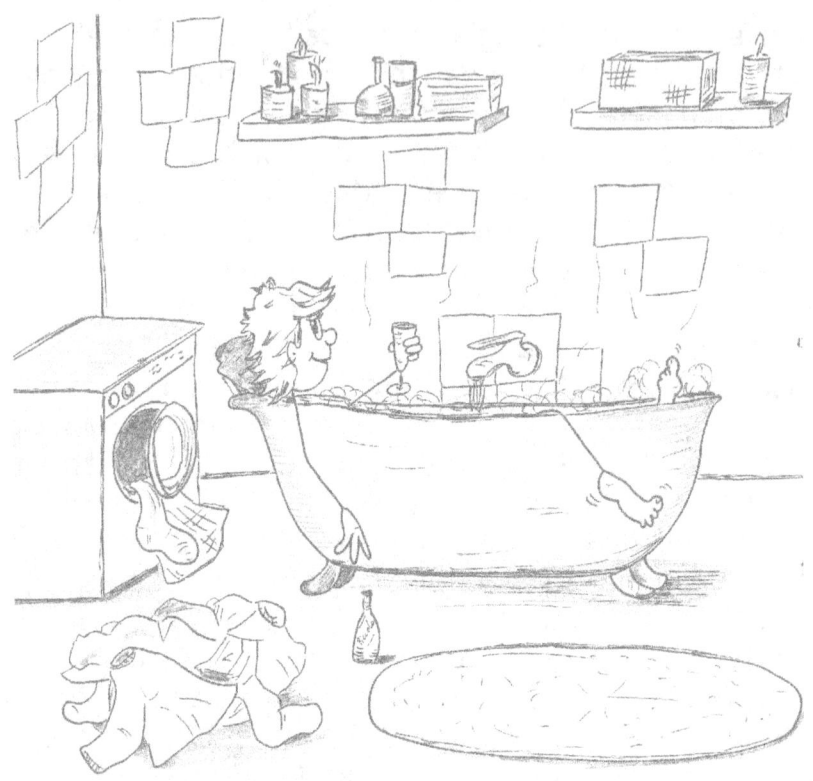

Es war ein bisschen so, als wäre ich zweigeteilt. Die eine Hälfte holte mich zurück ins "Jetzt", die andere Hälfte wollte noch in sich bleiben. Dass ich mich so unter "Selbsthypnose" setzen konnte, faszinierte und ängstigte mich gleichermaßen. Meine "reale-Hälfte" gewann jedoch wieder die Oberhand. War dann doch so stark, dass ich mich aus meinen eigenen Fängen befreite und aus der Wanne stieg. Es war wirklich ein ganz sonderbares Erlebnis, das kann ich dir sagen.

Sonderbar, jedoch bestärkte es mich nur darin, dass ich für mich und meinen Körper genau das Richtige tat. Ganz bewusst und aktiv trug ich zu meiner Gesundung bei, setze ganz bewusst meine Selbstheilungskräfte in Gang. Dieses Gefühl gab mir unglaublich viel Kraft und auch die nötige Stärke, alle Nebenwirkungen und Unwägbarkeiten durchzustehen.

Bis sich die Auswirkungen dieser unschönen Begleiterscheinungen der Chemo einigermaßen gelegt hatten, ich also wieder relativ fit auf den Beinen stand, vergingen gut 3 Wochen. Und dann war es leider auch schon wieder an der Zeit, sich auf den nächsten Zyklus vorzubereiten. 10 Mal. 10 Mal musste ich da durch. Es war ein gewaltiger Berg, den ich da zu bewältigen hatte! Nach der ersten Einheit wartete ich (negativ) gespannt darauf, dass meine Haare ausfielen. Hatten mir die Ärzte und Schwestern doch gesagt, dass der Haarausfall nur in ganz wenigen Fällen ausblieb, also eigentlich auf jeden Fall damit zu rechnen wäre, dass meine Haare sich verabschieden würden.

Eine Gegenmaßnahme, die ich versuchen könne, wären Eiskappen. Also, das Kühlen der Haarwurzeln. Keine Ahnung, ob diese dann in Gefrierschock-Zustand geraten sollten!!?? Ich lehnte dies jedoch dankend ab, denn ein tiefgekühltes Hirn brauchte ich jetzt nicht auch noch obendrein!! Meine Strategie hieß: "Alle mal her hören!" Wenn ich doch schon mit meinen Helferleins im Inneren sprach, warum nicht auch speziell mit meinen Haarwurzeln? Alle Einheiten, die in meinem oberen Körperbereich fleißig waren, wurden von mir instruiert, den Haarwurzeln zu helfen. Sie sollten mit vereinten Kräften die Haare festhalten.

Konnte ich sie doch fast hören, wenn sie sich zusammen rauften und sich gegenseitig antrieben, feste anzupacken und sich gegen jeden Ansturm von Fremdlingen zur Wehr zu setzen. Wenn ihnen von den "Silberlingen", den "Marsmännchen", jemand zu nah kam, sollten sie diese Gesellen einfach woanders hinschicken. So lautete meine klare „Anweisung".

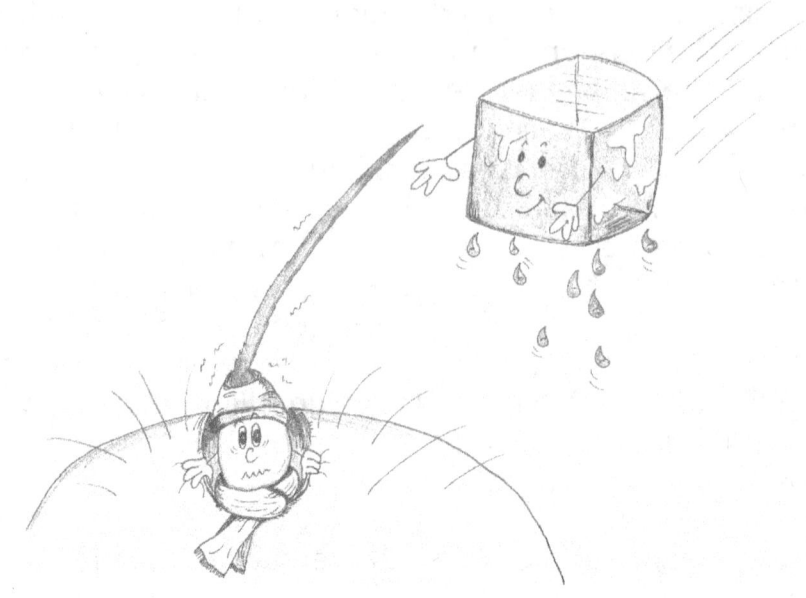

Tatsache ist: ich habe nicht ein Haar verloren. So gesehen hatte ich mir den krassen Kurzhaarschnitt völlig umsonst verpassen lassen. Egal. Das Bleiben der Haare verlieh mir eine Art Macht und Bestätigung, in dem was ich mit und für meinen Körper tat. Hatte doch auch mein Sohn Niklas, der ältere von den beiden, mir gesagt: "Mama, aber wenn du keine Haare mehr hast, … dann kann ich dich nicht anschauen!!"

Natürlich hatten wir den Kindern in vereinfachter Form erklärt, was mit mir los war und warum ich so schlapp und müde war. Ich versuchte Niklas die Bedenken zu nehmen und erklärte ihm, dass ich eine Perücke, Mütze oder ein Tuch aufsetzen würde, so würde er ja gar nicht merken, dass ich keine Haare hätte.
Eine Perücke hatte ich auch schon und ebenso diverse Bücher, wie man Tücher richtig um den Kopf drapieren kann. Niklas gab sich damit zwar erstmal zufrieden, aber ich sah dem kleinen Kerl an, dass ihm das trotzdem sehr schwer auf der Kinderseele lag.

Umso größer war mein Wille, kein einziges Haar gehen zu lassen. Festkrallen Leute!!! Kämpft um jedes kleine Haar! Chemo um Chemo verging – meine Haare blieben! Alle(!) meine Haare blieben, kein einziges fiel aus. Kein Haar ging den Weg in den Abfluss hinunter, bis zur letzten Chemo. Die Ärzte und Schwestern im Krankenhaus waren diesbezüglich wirklich sehr erstaunt und konnten sich das gar nicht erklären. Natürlich freuten sie sich sehr mit mir. Für mich stand außer Frage: Das war das Ergebnis meiner inneren Motivation. Durch meine Überzeugung und meine Willenskraft konnte mein innerer Arzt, mein Oberst Leuko, mitsamt seinen Einheiten so großartige Arbeit leisten. Das war für mich Beweis genug. Wir waren stark. Wir waren ein großartiges Team. Uns konnte nichts und niemand etwas anhaben!

Die Illusion, dieses kleine Haarwunder ganz alleine bewerkstelligt zu haben, wurde mir zwar 11 Jahre später geraubt, aber zu diesem Zeitpunkt fühlte ich mich diesbezüglich einfach phantastisch. Es gab mir so viel Kraft und Energie, wenn ich jetzt daran denke, wird mir noch immer ganz warm um´s Herz. Das wird es sowieso jedes Mal, wenn ich darüber nachdenke, was mein Körper da geleistet hat und auch bis heute noch leistet. Jeden Tag, jede Stunde, jede Minute, jede Sekunde!! Vielen Dank dafür. Danke Oberst Leuko, danke meine "Leute", … danke für mein Leben!

Ich kann fürwahr sagen: alles was ich damals erlebte, veränderte mich tatsächlich nachhaltig. Das Leben, mein Leben, war nicht mehr „selbstverständlich". Dinge um mich herum nahm ich ganz neu wahr. Die Menschen um mich herum, meine Umwelt, die Natur. Eine besondere Affinität entwickelte ich zu Bäumen. Wunderbare, schöne Schöpfungen der Natur. Voller Kraft und Ruhe gedeihen sie, egal was um sie herum passiert. Genau diese Ruhe und Kraft verspürte ich und ließ sie auf mich wirken, wenn es mir nach einer Chemotherapie sehr schlecht ging, die Übelkeit kaum zu ertragen war. Manchmal konnte ich es in der Wohnung gar nicht aushalten, weil mein Geruchsinn so überempfindlich war. Alles roch so schrecklich, vom Schmecken mal ganz zu schweigen.

Ich konnte es am besten an der frischen Luft aushalten. Nun eignet sich das Wetter im Frühjahr nicht besonders gut dazu, draußen im Garten "rum zu liegen". Aber es war der einzige Ort, wo ich mit der Übelkeit ganz gut klar kam. Es aushalten konnte. Unser Garten damals war wirklich riesengroß. Eine Wiese, gesäumt von hohen (bestimmt 10 – 15 Meter) Birken. Frank baute mir dort ein „Nest", in das ich mich „verkriechen" konnte. Eine dieser Birken mochte ich besonders. Genau dort baute mir Frank dann eine Gartenliege auf. Gepolstert mit 3 Liegenauflagen, Decken, Mumienschlafsack und dicker Jacke an, verbrachte ich dort ganz viel Zeit. Ich schaute in die Baumkrone, lauschte dem Wind, beobachtete die sich wiegenden Äste und zappelnden, heranwachsenden Blätter, die der Wind zum Tänzchen einlud.

Wenn meine Kinder dann noch im Garten spielten, war die Sache nahezu perfekt. Überhaupt war diese Phase in meinem Leben, so schlimm sie auch war, eine ganz besondere im positiven Sinne. Klingt merkwürdig, oder? Aber es war so. Auf seltsame Weise war diese Zeit wunderschön.

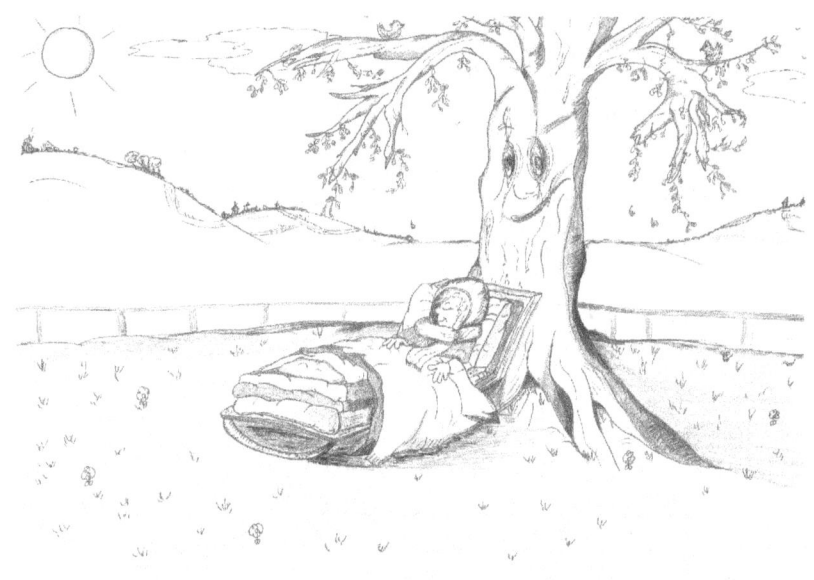

Denn endlich erlaubte ich mir mal, einfach nur an MICH zu denken, einfach nur ICH zu sein. Diese Zeit der Ruhe und das Wahrnehmen der Umwelt, ich gönnte es mir und genoss es wirklich sehr. Oder nimmst du dir ganz bewusst solche Auszeiten, hältst einen Moment inne, und genießt den Augenblick? Wenn ja, herzlichen Glückwunsch, das ist wirklich toll. Wenn nicht, dann tu es einfach mal. Nimm dir, zumindest einen Moment, nur für dich. Die meisten unter uns vergessen das bedauerlicherweise im "normalen Leben" viel zu oft, und erlauben es sich nicht, diese wirklich wichtigen Ruhephasen für den Körper in den Alltag einzubauen. Leider.

Mir gab diese oben genannte Birke „magische" Energie. Es war mir so, als wenn ich im Energiefeld dieser großen Pflanze aufgenommen würde, und damit meine Kraftreserven aufgeladen wurden. Unter dem Blätterdach dieses Baums fühlte ich mich ausgesprochen wohl und geborgen. Irgendwie verstanden, behütet und beschützt. Es war ein überaus schönes, mir sehr nahegehendes Gefühl. Und so begleitete mich dieser wundervolle Baum durch die schwere Zeit der Chemotherapie. Ich beobachtete, wie die ersten Knospen zu sprießen begannen, die ersten Singvögel von Ast zu Ast hüpften und tirilierten, die Blätter am Baum immer größer wurden, bis sich eine üppig grüne Baumkrone gebildet hatte. Im Herbst bestaunte ich den Farbwechsel der Blätter und wie die ersten dann langsam zu Boden segelten.

Leider, leider fiel dieser tolle Baum ein paar Jahre später einem Sturm zum Opfer, der ihn umknickte wie ein Streichholz. Zu morsch und marode war der alte Baumstamm im Laufe der Jahre geworden. Zu diesem Zeitpunkt wohnten wir nicht mehr in jener Wohnung, aber hatten noch guten Kontakt zu den Nachbarn im Haus. So besuchte ich, schweren Herzens, meinen alten Freund, um mich von ihm zu verabschieden. Es machte mich wirklich sehr traurig, ihn so quer im Garten liegen zu sehen und zu wissen, dass nun Brennholz aus diesem stattlichen Gesellen gemacht wurde. Mir kullerten ein paar Tränchen runter.

Bis heute ist diese Affinität zu Bäumen und ihrer Schönheit geblieben. Bäume strahlen soviel Ruhe und Kraft aus. Und wenn du mal genau hinschaust, dann kannst du in jedem von ihnen ein Gesicht erkennen. Irgendwo in der Baumrinde findest du sicher eines. Und vielleicht, wenn du es zulässt, kannst du die Energie, die in ihnen steckt spüren, wenn du deine Hand auf die Rinde legst. Da bin ich nun wieder etwas abgeschweift … zurück zu der damaligen Zeit.

10 Zyklen umfasste also meine Chemo-Therapie. Nach der fünften wurde "Bergfest" gefeiert. Also, nicht wirklich gefeiert, aber alle gratulierten mir, den höchsten Punkt des "Berges" erreicht zu haben, und dass nun die Talfahrt beginnen konnte, die Talfahrt zum Ende der Therapie.

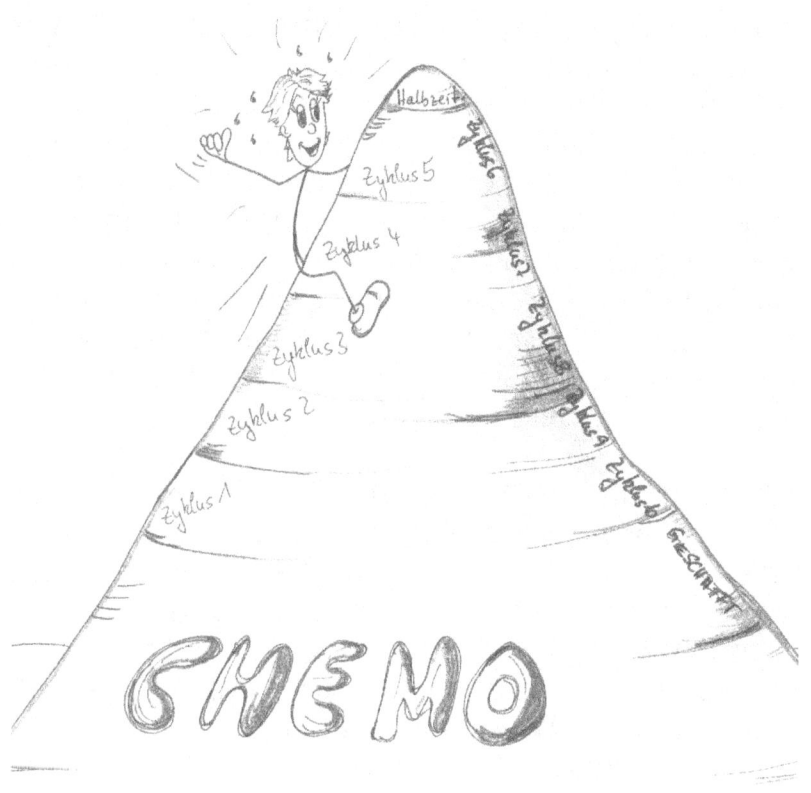

Alle waren sehr stolz auf mich, wie erfolgreich ich diesen Kampf gegen den grässlichen Graus kämpfte. Bisweilen waren sie auch erstaunt, vor allem die Ärzte, wie fit – gemessen an dem, was mein Körper gerade durchmachte - ich in dieser Zeit dann doch war. "Großartiges", Erwähnenswertes, passierte in diesen Monaten ansonsten nicht. Das Leben mit den Begleiterscheinungen der Chemotherapie wurde zum Alltag. Alle 4 Wochen galt es für mich und meine Familie, die nächste Etappe zu meistern. Mit allen Höhen und Tiefen, Lachen, Weinen, eben allen emotionalen Aufs und Abs, die es so zu bewältigen gab. Das war das jeweils gesetzte Ziel.

Einmal wurde es für mich dann aber doch überaus aufregend! Fällt mir doch gerade eine besondere Situation im Krankenhaus ein. Da lag ich nach einem anstrengenden Chemotag, spät abends, in meinem Krankenhausbett und kämpfte gegen die aufkommenden Nebenwirkungen an. Und plötzlich: unglaubliches Getöse! Sirenen heulten! Feueralarm!! Oh Schreck! Direkt unter meinem Fenster lag der Haupteingang des Krankenhauses und die Zufahrtsstraße. Als ich erschrocken rausschaute, staunte ich nicht schlecht: Die komplette Straße war mit Feuerwehrautos zugestellt. Langsam nahm ich auch den Rauchgeruch wahr, der in mein Zimmer drang. Ich kann dir sagen: da kam Panik auf!! Große Panik! Toll war auch, dass ich auf den Fluren der Station niemanden fand, also an Personal, den ich hätte fragen können, was los ist, ob ich meine Sachen packen (oder auch nicht) und raus laufen solle. Mein Herz schlug bis zum Hals.

Schließlich fand ich eine aufgeregte Ärztin, die mir erklärte, ich bräuchte meine 7 Sachen nicht packen. Der Brandherd sei im Keller – ein Krankenbett – und die Feuerwehr hätte alles im Griff. Puuuh! Zum Glück! Sie fragte mich jedoch, ob ich ihr helfen könne, ein paar andere Patienten, samt Bett, zu "verschieben", da bei ihnen die Rauchentwicklung im Zimmer so groß wäre. Mir ginge es doch augenscheinlich gut. Hä?? Hallo!?? Ich hatte heute Chemo! In mir feierten gerade Silberlinge `ne Party-Schlacht gegen Blumenkohlköpfe!!!

Aber die Ärztin hatte ja recht. Es ging mir, trotz der Umstände, ganz gut. So bejahte ich ihre Frage, allerdings etwas verwirrt und aufgeregt. Voller Tatendrang lief ich über den Flur, doch letztendlich brauchte man meine Unterstützung glücklicherweise dann doch nicht. Es fand sich schließlich noch genug entsprechendes „Fachpersonal" ein.

Das war eine Aktion! Wahnsinn!

Tja, so war das gewesen während der Chemo damals. Als nach 10 Monaten dann alle Zyklen vorbei waren, ich es GESCHAFFT hatte, standen auch schon neue Herausforderungen "vor der Tür". Die Ärzte waren der Meinung, dass ich eine Kur machen solle. 4 oder 5 Wochen könne so eine Reha-Maßnahme dauern, sagte der Sozialdienst zu mir. 4 oder 5 Wochen von zu Hause weg? Schon wieder? Nein, das kam für mich überhaupt nicht in Frage. Meine Kinder wiederum für so eine lange Zeit „alleine" lassen? Auf keinen Fall. Auch wollte ich mich keinesfalls mit anderen Patienten umgeben, die ihr Schicksal, die Bekanntschaft mit Herrn Graus, vielleicht nicht so positiv meisterten und in die Hand nahmen, wie ich. Die mich vielleicht von meinem Weg abbringen würden und schlimmer noch, nach „unten" ziehen würden! Nein, nein! Keine Gruppentherapie oder so etwas. Reha-Maßnahme? Nein, danke!

Die Ärzte legten mir jedoch sehr wohl eine Erholungsphase ans Herz. Na gut! Ich sah es schließlich ein, dass ich eine Regenerationphase brauchte. Also entschlossen Frank und ich uns dazu, eine 14-tägige Mallorca-Reise anzutreten. Dafür musste ich die Jungs zwar auch allein lassen, aber nicht so lange. Das konnte ich gerade noch so „aushalten", und meiner Meinung nach den Jungs auch zumuten. So gerade … Der Zuwachs, den unsere Familie kurz vor der Reise bekam, tat das Seinige dazu, und würde den Jungs unsere Abwesenheit versüßen: Pauline. Ein flauschiges, tapsiges Katzenbaby. Ich hatte mir immer schon ein Haustier gewünscht, als Kind und auch später. Endlich wurde mir dieser Wunsch erfüllt. Brauch ich doch bestimmt nicht zu erwähnen, dass die Freude bei Niklas und Marcel auch riesengroß war, oder?

So hatten wir ein neues Familienmitglied, Pauline, das getigerte Katzenmädchen.

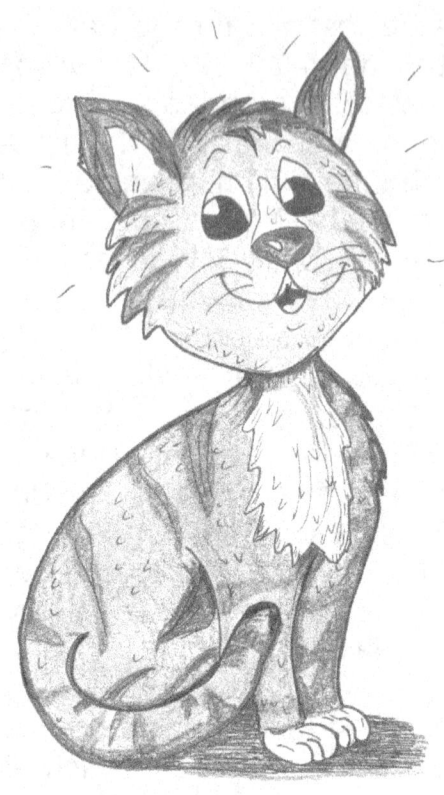

Dieses "Trostpflaster" für unsere 14-tägige Abwesenheit erfüllte auf jeden Fall seinen „Zweck" bei den Jungs. Auch dass die geliebten Großeltern für eine Woche bei ihnen bleiben würden und danach meine Schwester.

Wenn ich auch dachte, da kann ja nichts passieren, erfuhr ich dann später, weit weg von zu Hause, dass es für die Daheimgebliebenen doch das eine oder andere Fiasko zu bewältigen gab!!

Die Katze kam unters Auto, überlebte, aber lief weg. Alle suchten das arme Tier. Erfolglos. Die Nachbarin kam wohl einen Tag freudestrahlend, mit einer kleinen Katze auf dem Arm, zu den Jungs und erklärte, die verletzte Pauline wieder gefunden zu haben. Jedoch war dieses Katzenkind schwarz-weiß und glich keinesfalls unserem Stubentiger...!! Doch zum Glück fand sich unser Kätzchen ein paar Tage später, schwer verletzt, wieder vor die Haustür ein. Sie hatte sich, trotz verwundetem Hinterlauf, nach Hause geschleppt. Die Aufregung, bei all dem, war bei meinen Lieben natürlich entsprechend groß. Auch waren die Jungs wohl nicht ganz so einfach zu „händeln", wie ich es mir erhofft hatte. So hatten Großeltern und Tante so manchen Trotzkopfkampf auszustehen. Aber es ist ja auch nicht verwunderlich, dass die Kleinen nach all dem, was sie in den letzten Monaten mit ihrer Mama durchgemacht hatten, ein wenig „durcheinander" waren. Aber, schlussendlich, hat alles gut geklappt.

Als Frank und ich 14 Tage später gut erholt wieder zu Hause eintrafen, wurden wir mit großer Freude, selbstgebackenem Kuchen und Willkommens-Plakat empfangen. Gott war ich froh, meine Süßen wieder in die Arme schließen zu können! So bald würde ich sie auf keinen Fall wieder verlassen. Das stand für mich fest!

Erfülle deine Wünsche und Träume im Jetzt, verschiebe nichts, was du dir sehnlichst wünschst, denn sonst wirst du immer das Gefühl haben, etwas verpasst zu haben.

Und Sehnsucht nach etwas, einem Haustier, einer Reise, … was auch immer … ist kein guter Wegbegleiter.

Risiken und Nebenwirkungen, die 2te

Kapitel 7

Ja, in der Tat: der Mallorca-Urlaub war einfach wunderbar gewesen und mein Körper und Geist genossen wirklich jeden Moment der Wärme, der Sonne und der wunderschönen Eindrücke dieser traumhaften Insel. Die Tatsache, dass mein Frank sich kurz vorher beim Fußballspiel einen Bänderriss zugezogen hatte, tat dem keinen Abbruch! Verschaffte uns allerdings ein wenig mehr Aufregung als geplant. So bekamen wir doch einen Behindertentransport am Flughafen Palma für ihn gestellt. Na so was! Dabei war ich doch diejenige mit dem Schwerbehindertenausweis!! Aber alles im Leben hat ja bekanntlich seinen Grund. So ergab sich daraus, dass die Funktion des Autofahrers, während unseres Aufenthalts dort, ganz in meine Hände fiel. Und das tat mir nicht nur wirklich ausgesprochen gut, es gefiel mir auch ausgesprochen gut. Denn so hatte ich die Gelegenheit, mein neu gewonnenes Lebensgefühl auch „per Auto" auf dieser fantastischen Insel "auszuleben".

Oha! Ich kann dir sagen, da ergaben sich wirklich Situationen, die für mich, vor allem in meinem mental wackeligen Zustand, in höchstem Maße spannend waren. Die Spanier sind verkehrstechnisch doch etwas anders drauf als wir! "Einfach fahren" heißt dort wohl die Devise. Und so karrte ich uns durch wildes Verkehrschaos mitten in Palma, über kleine Sträßchen, holprige Wege und nicht enden wollende Serpentinen durch´s Landesinnere! Es war einfach toll und machte soviel Spaß! „Leben! Da bin ich wieder!", schoss es mir mehr als einmal durch den Kopf. Mein Gefühl, meine Wahrnehmung hatte sich nach meinem Kampf mit dem grässlichen Graus wirklich verändert. Die Welt war für mich eine andere geworden. Viel schöner, bunter, ... einfach ein Geschenk, all die herrlichen und zauberhaften Dinge die mich umgaben, erleben zu dürfen. Und nicht nur während dieses schönen Urlaubs. Nein, in jedem Augenblick, zu jeder Zeit, immer und überall.

Ich genoss jeden Atemzug in der frischen Luft, betrachtete die Natur mit ganz anderen Augen. Auf Mallorca natürlich besonders. Diese Farben. Die Weite des Meeres. Berge, Felsen … einfach fantastisch. Ich spürte eine große Dankbarkeit in mir, dass ich das alles erleben durfte. Ebenso fühlte ich mich unglaublich stark, so als könnte mir nichts mehr passieren. Ich hatte alles im Griff. Krankheit? "Hörst du, Gefahr, ich lach´ dir ins Gesicht! Hahahahaaaaa!!" ein Zitat aus dem Disney-Film "König der Löwen", welches ich nach der schweren Zeit sehr trefflich für mich fand.

Auch heute erinnert es mich immer wieder daran, die Zügel seines Lebens in die Hand zu nehmen und nicht untätig, in Schockstarre, einfach nur abzuwarten. Wobei das oftmals leichter gesagt als getan ist, auch das weiß ich nur zu gut. Es wäre gelogen, wenn ich behaupten würde, alles wäre ab da nur gut gewesen. Denn natürlich holten mich auch meine Ängste immer wieder ein. Und das auf eine ganz andere Art und Weise, wie man vielleicht im ersten Moment glauben könnte.

Wenn ich auch dachte, ich wäre so etwas wie ein kleiner Batman, oder besser Batwoman und dadurch nicht so leicht zu besiegen, so wuchs in mir die Angst um meine Kinder. Angst, dass ihnen irgendetwas zustoßen könne und ich sie verlieren würde. Angst, dagegen einfach machtlos zu sein.
Nach unserer Rückkehr aus Spanien kehrte langsam der „wirkliche" Alltag wieder bei uns ein. Meine körperlichen Kräfte waren wieder soweit hergestellt, dass ich den Haushalt bewerkstelligen konnte; dass ich mich wieder in vollem Maße um die Kinder und alles was sonst so anstand, kümmern konnte. Doch immer war die Angst um meine Jungs um mich herum. Wenn die beiden unterwegs waren, im Kindergarten, bei Freunden, mit dem Fahrrad … was auch immer, machte sich in mir ein mulmiges Gefühl breit. Am liebsten hätte ich sie ständig begleitet und aus der Ferne auf die beiden aufgepasst, wenn sie irgendwo am Spielen waren.

Ich hatte entsetzliche Sorge, dass ihnen etwas passieren könnte. Und wenn mir auch mein Verstand sagte, dass das nicht gut war, ich mir diese ganze „Sache" mit dem Loslassen und so immer wieder vorbetete, nahm es doch ein Maß an, welches nicht "gesund" war. Das war mir sehr bewusst.

Ich besprach diese Situation mit meinem Hausarzt. Er erklärte mir, dass das durchaus eine normale Reaktion auf alles, was ich durchgemacht hatte war. Er empfahl mir eindringlich, mich in psychotherapeutische Behandlung zu begeben.

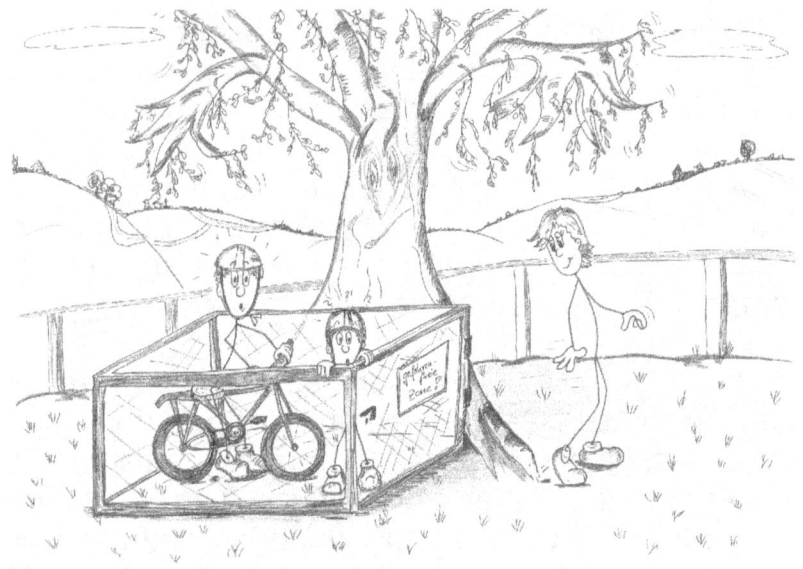

"Währet den Anfängen" trifft auch bei dem Schrei der Seele zu. Eine Tatsache, die ich in meinem Leben auf jeden Fall schon gelernt hatte. Für diese eindringliche Empfehlung bin ich meinem Arzt bis heute dankbar. Denn es war eine wirkliche sehr gute Entscheidung gewesen, eine Psychotherapie zu machen. Es ist doch etwas ganz anderes, ob man seine Ängste, Sorgen, Nöte und auch all das Erfahrene mit seinen Angehörigen bespricht, oder mit einer "neutralen" Person, die sich mit traumatischen Erfahrungen und ihren Auswirkungen auskennt.

Für meinen Teil kann ich sagen, dass ich jeden Rat oder Erkenntnis von meiner Therapeutin ganz anders akzeptierte. Ohne innere Gegenwehr nahm ich ihre Empfehlungen an und setzte sie viel leichter in die Tat um, als wenn mir z. B. ein Familienmitglied genau das Selbe gesagt hätte.

Kurz um, mir half diese Gesprächstherapie wirklich sehr gut. Es wurden mir viele Dinge über mich selbst sehr viel bewusster. Ich sah mein Leben klarer, soll heißen, Dinge die in der Vergangenheit passiert waren, konnte ich besser verstehen. Durch die Gespräche, die Er- und Verarbeitung mit meiner Therapeutin konnte ich auch erkennen, warum manches so passiert war. Warum Situationen, meine Entscheidungen und Wahrnehmungen oder auch Ereignisse in meinem Leben mich so geformt hatten, mich letztendlich vor so große Aufgaben gestellt hatten.

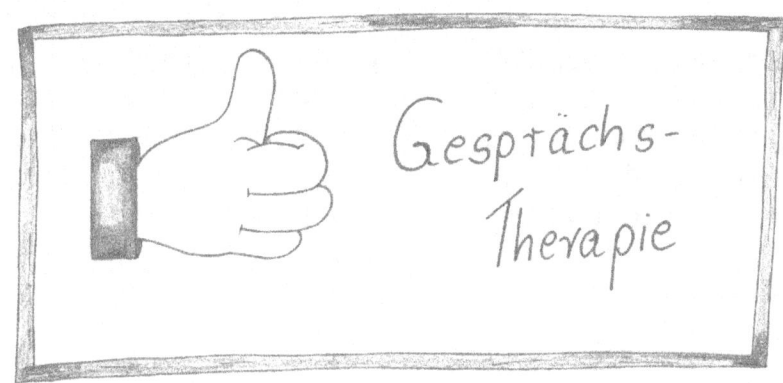

Ich möchte an dieser Stelle ganz klar sagen, dass ich nicht der Meinung bin, dass jedes seelische Unglück gleich zu Krebs führt. Jeder Mensch ist anders, jeder Mensch geht mit Erfahrungen anders um oder hat schlichtweg eine andere, vielleicht bessere, Konstitution. Mein inneres Ich jedoch war anfänglich nur sehr schwach, und leicht „umzuhauen". So kamen, aus meiner Sicht, in meinem Leben einige Dinge zusammen, die dem grässlichen Graus den Weg trefflich vorbereiteten. Durch die Psychotherapie lernte ich, dies bewusst zu sehen, zu erkennen und zu verstehen. Durch die gezielten Fragen oder Denkanstöße meiner Therapeutin, wechselte ich die Perspektive und sah einiges in meinem Leben von einem anderen Blickwinkel aus.

Es flossen sehr viele Tränen, das gebe ich offen und ehrlich zu. Es ist eine emotionale Höchstleistung sich mit Dingen aus der Vergangenheit, die verborgen im Unterbewusstsein schlummern, auseinander zu setzen. Aber: es lohnt sich!! So kann ich es wirklich nur jedem ans Herz legen, sich professionelle Hilfe in solchen Krisensituationen und nach solchen Situationen zu holen. Was auch immer es für Schicksalsschläge sind. Mich hat es auf meinem Weg wirklich ein großes Stück weiter gebracht.

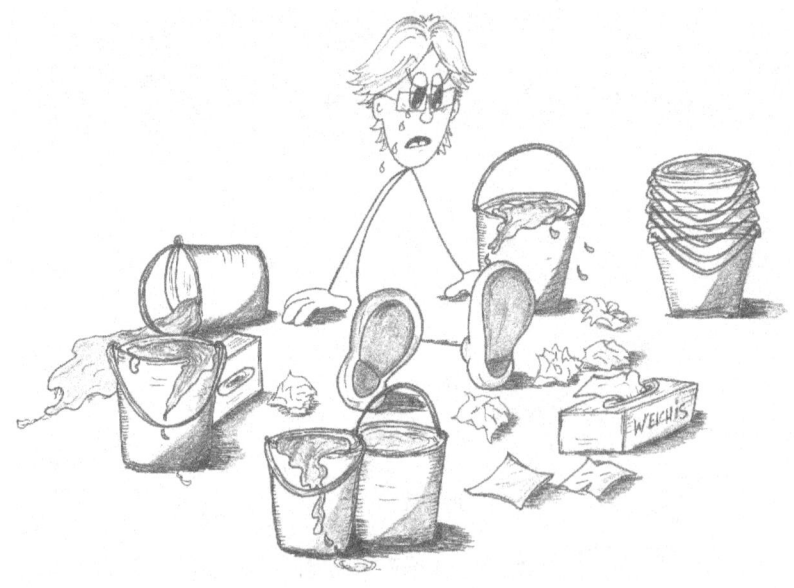

Und … es befreite die Seele! Diesen Druck, der sich unbemerkt um meine Brust gelegt hatte. Denn Dinge für mich auszusprechen, die ich aus Rücksichtnahme auf die Familie nur gedacht oder von der Therapeutin herausgekitzelt bekam, hatte zur Folge, dass ich für mich KLAR sah. Ich lernte und erkannte, warum ich so ein minderwertiges Selbstbewusstsein hatte … ich hatte mich nicht geliebt. Hatte Dinge, die in meinem Leben passiert waren, falsch interpretiert bzw. immer nur aus einem Blickwinkel betrachtet. Und durch diese Sichtweise hatte ich mich selber „festgesetzt". Festgesetzt in meiner eigenen Entwicklung.

Ein weiterer Schritt der Verarbeitung ist es meiner Meinung nach, diese Dinge, die eigenen Erfahrungen, aufzuschreiben. Aus diesem Grund gibt es dieses Buch überhaupt. Ob man es nun nur für sich selbst oder für "alle Öffentlichkeit" schreibt, ist sicherlich Geschmacksache. Tatsache ist jedoch, dass es befreit. Da stimmen mir auch meine Ärzte und Therapeuten zu.

Dieses Buch „wollte" geschrieben werden. Ich „musste" es schreiben, um den Raum für andere Dinge, Texte, Geschichten, zu gewinnen, die ich zukünftig schreiben möchte. Erst nachdem ich all dies hier aufgeschrieben habe, bin ich im Kopf frei für Anderes, für Neues. Es ist wie es ist: diese Worte wollten unbedingt zu Papier gebracht werden. Es hat lange gedauert, bis ich den Mut dazu gefunden hatte – es kostete mich bei jedem Kapitel wirkliche Überwindung anzufangen – doch wenn ich erst einmal dabei war, flogen die Finger über die Tastatur.

Eine andere Sache hatte ich damals jedoch auch ohne therapeutische Unterstützung herausgefunden: den positiven Aspekt des offenen Umgangs mit meiner Erkrankung.

Davon mal abgesehen, dass man mir während der Chemo und natürlich auch noch lange danach, ansah, dass Gevatter Tod bei mir vorstellig geworden war, ging ich diesbezüglich auch direkt auf Konfrontation mit meinen Mitmenschen. Keinesfalls wollte ich, dass man mir in dem kleinen Städtchen; in dem wir wohnten, hinterher sah. Womöglich tuschelte oder mir vielleicht sogar aus dem Weg ging, weil man nicht wusste, wie man mit mir und der Erkrankung umgehen sollte. Wenn mich also, z. B. beim Abholen der Kinder aus dem Kindergarten, unsichere Blicke von bekannten Müttern trafen, ging ich direkt auf sie zu und erzählte ihnen wie es mir ging. Und natürlich von meinem erfolgreichen Kampf gegen den grässlichen Graus, wie ich die Sache anging, meine Leute im Körper losschickte. Eben meinen Weg und Umgang mit dieser lebensbedrohlichen Situation.

Ich gebe zu, manche Leute konnten mit so viel Offenheit zunächst gar nicht umgehen. Aber ICH kam damit viel besser zu Recht. Und nur darauf kam es an. Denn, wie schon gesagt, mein Motto war: hörst du Gefahr, ich lach dir ins Gesicht!! Kopf hoch, Brust raus und nach vorn gestürmt!
Ist doch klar, dass ich so jeglichem Geschwätz, Spekulationen und auch einer Isolation durch die Erkrankung, den Wind aus den Segeln nahm. Niemand konnte jetzt mehr irgendwie hinter meinem Rücken reden. Gab ja nix. Ich fütterte alle mit den Fakten – ob sie sie hören wollten, oder nicht. Wenn mancher also an so viel Offenheit zu knabbern hatte, MIR ging es damit wunderbar. Ich brauchte mich nicht zu verstecken, denn es wusste ja "jeder", das ist natürlich übertrieben, Bescheid.

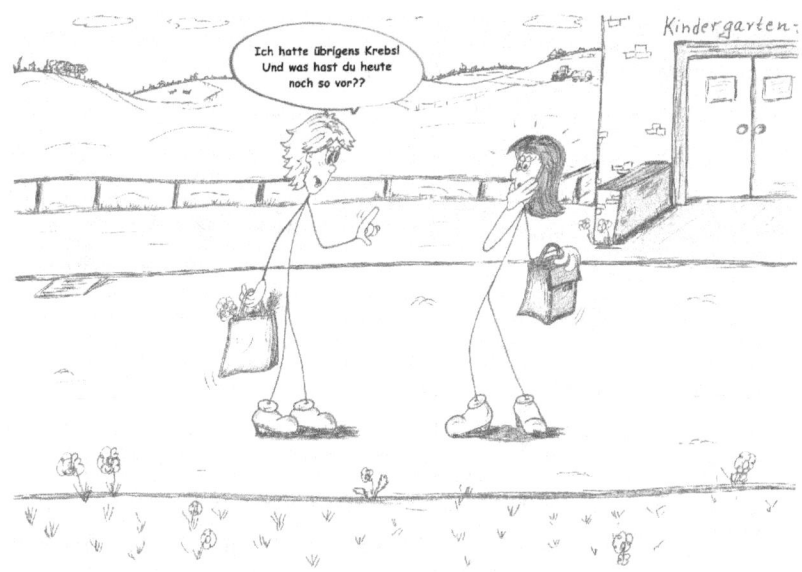

Oftmals denkt man ja in einer schweren Situation, die einem das Schicksal gnadenlos beschert, niemand sonst hätte jemals so etwas erleben müssen. Dieses schwere Los träfe nur einen selbst mit gnadenloser Brutalität. Doch ich merkte durch meine Offenheit ganz schnell, dass ich nicht allein mit solch einer Diagnose war, sondern dass es viele andere Mitmenschen gab, die ganz Ähnliches zu bewältigen hatten. Normalerweise wurde bzw. wird darüber jedoch Stillschweigen bewahrt.

Wenn ich also damals auch durchaus den einen oder anderen entsetzten Blick ob meiner Offenheit erntete, merkte ich auf der anderen Seite, dass es so manch einem Mut machte. Mut auch, selber offener mit solchen Situationen umzugehen. So gesehen habe ich doch schon mal eine ganz wichtige Aufgabe in meinem Leben erfüllt, findest du nicht auch? Ebenso ist es eine Tatsache, dass es einen Menschen nachhaltig verändert, wenn er so etwas wie eine lebensbedrohliche Erkrankung durchlebt. Auch mich. Mein Leben war, nachdem ich Herrn Graus begegnet war, nicht mehr dasselbe wie vorher. Und ich wollte auch nicht mehr so sein wie vorher.

Dinge, die ich in meinem Leben bis Dato unter einem gewissen "Zwang" tat, wollte ich so nicht mehr tun. Auch wollte ich fortan nur noch absolut gesund leben. Anfänglich wollte ich noch nicht mal mehr ein Gläschen Sekt trinken, weil ich einfach überhaupt nichts Schädliches in meinen Körper "füllen" wollte. Nach relativ kurzer Zeit kam diesbezüglich dann aber der Moment, wo ich dachte: Ein bisschen Spaß muss sein!! Wollte ich doch nun auch nicht asketisch leben. Leben heißt ja schließlich auch genießen! Alles maßvoll und mit Vernunft, dann passt es schon. Im Großen und Ganzen gesehen, lebte ich mein Leben jedoch sehr viel bewusster und in der Tat gesünder. Ich verwandelte mich zwar nicht in eine Sportskanone (das war ich auch noch nie gewesen!), jedoch begann ich zu walken und ging einmal in der Woche zu einem Fitness-Kurs. Natürlich achtete ich auch auf die Ernährung.

Burger & Co gehörten jedoch auch weiterhin zu meinem Speiseplan, genau wie vorher auch – hin und wieder Mal, warum auch nicht. Alle paar Monate mal so eine Fast Food-Schlacht, herrlich!! Langsam ging das Jahr 1999 zu Ende. Ein Jahr voller Schrecken, ein Jahr voller Erfahrungen. Ein Jahr, was trotz all seiner „Schauerlichkeiten" sehr viel Positives hervorgebracht hatte . Welches mir „den Spiegel vor gehalten" und eine große Kraft in mir geweckt hatte.
Und mit dem Wechsel in ein neues Jahrtausend (sollte damals die Welt nicht auch schon untergehen???), der neuen Jahreszahl, hielt auch etwas Neues in meinem Leben Einzug:

Die Aquarellmalerei. Ebenso eine Erkenntnis. Ach, und einen Job!! Unverhofft kommt oft!!

Zunächst aber zur Malerei.

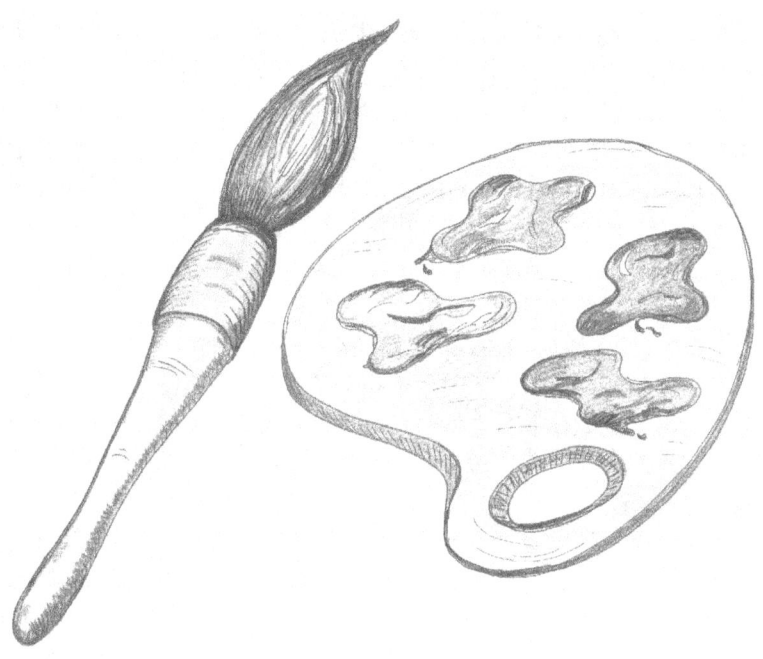

Frank schenkte mir zu meinem 31. Geburtstag einen Aquarell-Farbmalkasten, etliche Pinsel, eine Staffelei und natürlich einen Zeichenblock. Dazu noch die Anmeldung zu einem Malkurs bei der Volkshochschule. Zunächst war ich ein wenig "entsetzt", dass ich allein zu so einem Kurs gehen sollte. Über solche Dinge muss ich immer erst einen Moment nachdenken, am Besten eine Nacht drüber schlafen. Aber dann freundete ich mich mit dem Gedanken an und entschloss mich, dieses (für mich) große Wagnis einzugehen. Ja wirklich! Es war für mich eine wirklich große Sache, so etwas ganz allein zu machen. Das hatte ich bis dahin noch niemals gemacht. Aber was soll ich sagen: ich bin Frank bis heute dankbar, dass er mich quasi zu meinem Glück gezwungen hat. Da fällt mir ein, dass ich ihn noch nie gefragt habe, was ihn dazu bewogen hatte, mir dieses Geschenk zu machen. Das werde ich bei nächster Gelegenheit direkt nachholen!!

Die ersten Kontakte zwischen Pinsel, Aquarellfarben, Strukturpapier und mir glichen eher der naiven Malerei eines Grundschülers …, ok, das ist jetzt vielleicht etwas tiefgestapelt, aber besonders schön waren diese Bilder auf jeden Fall nicht. Aber meine Neugier und mein kreativer Geist waren geweckt. So ging ich voller Vorfreude zu dem VHS-Kurs und ich lernte dort wirklich unglaublich viel.

Der Lehrer war ein schrulliger, alter Künstler. Ganz speziell auf seine Weise. Er ließ uns einfach anfangen. Nicht die üblichen Blüten von Stiefmütterchen oder so. Nein, wir sollten uns ein Motiv aussuchen und drauf los malen. Du kannst mir glauben: so ein Blatt Papier bzw. der erste Pinselstrich darauf, kann einem ganz schön viel „abverlangen". Doch nach den ersten zaghaften Versuchen, die wirklich schon ganz passabel aussahen, wurde ich immer zuversichtlicher und sicherer. Es fasziniert mich noch heute, wenn ich daran denke, dass der „Alte" mit ein paar wenigen Strichen, die er dann in ein jeweiliges Bild setzte Weite, Tiefe oder andere Effekte hervorbrachte, einfach toll. Von ihm habe ich wirklich viel gelernt.

Meine Bilder wurden immer besser und so kann ich mit Stolz geschwelter Brust sagen: ich hatte Ausstellungen und einige meiner Bilder verkauften sich! Jawoll!! Fassen konnte ich das anfänglich gar nicht. Dass meine Familie mir wohlwollend bestätigte, ihnen würden die Bilder gefallen war eine Sache. War es doch aber etwas ganz anderes, dass sie ANDEREN Leuten gefielen und diese sogar Geld dafür bezahlten! Wahnsinn! Diese Tatsache gab mir so viel Selbstbewusstsein. Es war einfach toll.

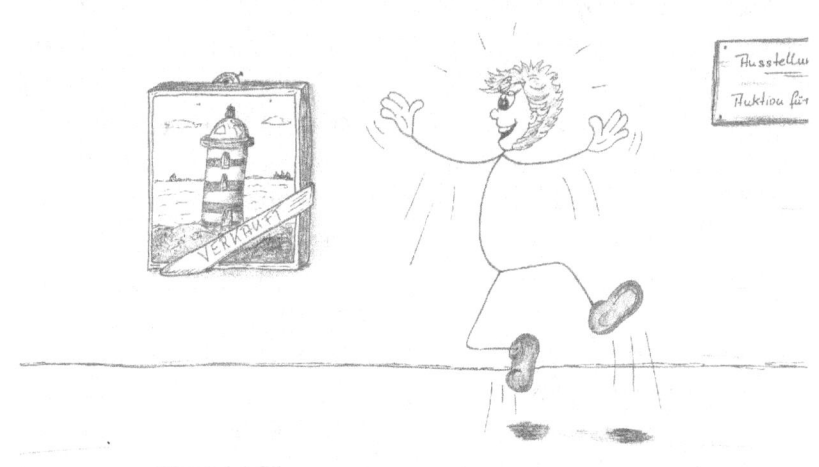

Die Malerei bewirkte auch noch etwas anderes. Ich kam zur Ruhe. Wenn ich ein Bild malte, dachte ich an nichts anderes, als an dieses Bild. Keine Vergangenheit, keine Ängste um meine Söhne oder mich selbst... nichts. Nur die Farben und ich. Zeit innerer Einkehr, Zeit für NUR mich, Zeit die ich mir vorher nie genommen hatte. Leider. Genau diese Erfahrung, dieses Erleben, brachte mich auch zu meiner eben angesprochenen Erkenntnis. Beim Malen verging die Zeit wie im Flug. Hatte ich ein Bild angefangen, wollte ich es unbedingt und dringend zu Ende bringen. Haushalt war da absolut nebensächlich. Wenn ich doch früher alles immer perfekt haben wollte, blitzeblank geputzt, aufgeräumt und gewienert, war mir das jetzt völlig egal.

Also, relativ egal. Die Müll- und Staubberge wuchsen sich nicht zum Mount Everest aus. Jedoch fragte ich mich, für wen ich das eigentlich immer alles so gewienert hatte. Für mich? Für meinen Mann? Wollte ICH das eigentlich immer so picobello haben?? NEIN, wollte ich im Grunde genommen gar nicht. War mir eigentlich gar nicht so wichtig.

Putzen fand ich schon immer eines der ätzendsten Dinge überhaupt. Und aufräumen auch. Alles muss in einem gewissen Maß ordentlich sein, ganz klar „Ja!". Aber wen interessierte es, ob ich jeden 2ten Tag saugte? Oder Staub wischte. Die Wollmäuse sicher nicht. Die warteten auch brav ein oder zwei Tage länger. Ich tat das damals, weil ich dachte, ich MUSS das tun. Weil die Hausfrauen in meiner Familie dies in meinen Augen so machten. Für mich stellte es sich immer so dar, dass es das oberste Gebot war, in der Wohnung „klar Schiff" zu haben. Chaos hatte da keinen Platz. Ein bisschen "freier" diesbezüglich sein auch nicht. Aber genau das war und ist mein Naturell. So bin ich. So gestattete ich mir, nach langer Zeit endlich, den Haushalt so zu führen, wie ich es für richtig hielt. Niemand hatte mir etwas anderes auferlegt. Niemand, außer mir selbst.

Frank hatte dem auch nichts entgegen zu setzen. Da waren wir auf einer Wellenlänge. Ordnung und Sauberkeit in unserer persönlichen Wohlfühldosis. Hatte ihn die andere Form der Haushaltsführung, samt Gartenpflege wohl eher genervt, wie ich später mal von ihm erfuhr. Fazit also: Jeder solle so leben, wie es ihm für richtig erscheint, in einer Partnerschaft natürlich mit Kompromissen, das ist klar. (Und es sollte in der Wohnung immer so aufgeräumt sein, dass man zu jeder Zeit Besuch empfangen kann! Dies nur eine kleine Anmerkung für meine Söhne ... sonst wird mir aus diesen Worten nachher noch ein Strick gedreht!!!) Aber zum Sklaven seiner Wohnung oder auch einer Rollenverteilung sollte man oder frau sich niemals machen!

An dieser Stelle kann ich also schon einmal sagen, der grässliche Graus hatte für mich bis hierher schon mal nicht NUR Negatives gebracht. Er hatte mich wachgerüttelt und mich über mein Leben und meine Lebensweise nachdenken lassen. Er hatte mich dazu gebracht, einiges in meinem Leben in die Richtung zu lenken, die meinem ICH entsprach. Mich zu erkennen und vor allem meinen Blickwinkel zu ändern.

Der grässliche Graus hatte mich meinem inneren Arzt, meinen Leuten, nahe gebracht. Mit denen ich mich natürlich, nach wie vor, zum täglichen „Zwiegespräch" im „Versammlungsraum" (nähe des Herzens, du weißt schon) traf und sie bat, immer gut auf uns aufzupassen.

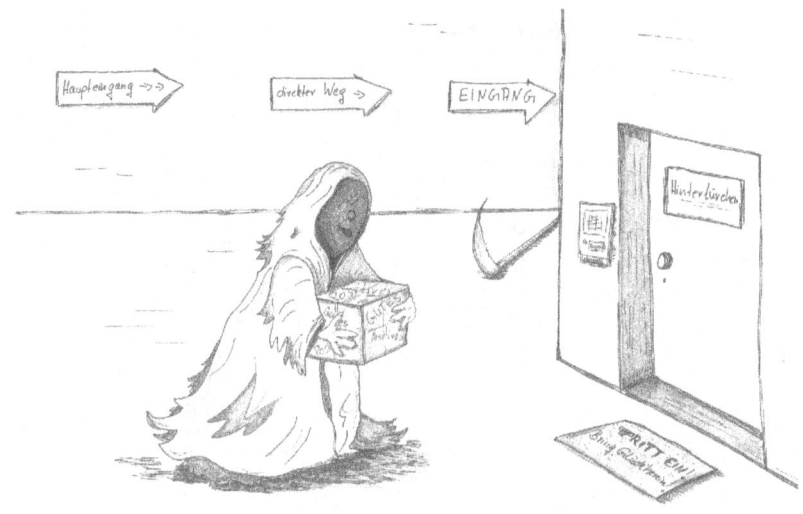

Manchmal braucht es eben einen Wink mit dem Zaunpfahl, bis man versteht, was das Leben einem sagen will. Und ich gehöre da absolut zu denen, die hin und wieder mal ganz laut schreien: "Bitte hierher mit dem Zaunpfahl! Ich hab´s noch nicht verstanden!!" … leider!!

Eine weitere Neuerung tat sich in meinem Leben: ich fing wieder an zu Arbeiten. Einen Halbtagsjob. Sollte doch das, was ich in der Wiedereingliederung für Teilzeitkräfte damals gelernt hatte, zum Einsatz kommen und nicht alles für die Katz gewesen sein!! Die Psychotherapeutin bei der ich in Behandlung war, suchte jemanden für die Bürotätigkeiten in der Praxis, die Abrechnung, Terminvergabe, Gutachten schreiben, etc.

So fragte sie mich einmal im Anschluss an einen Termin, ob ich mir das vorstellen könne. Ich war über die Maße erstaunt darüber. Und zweifelte im ersten Moment zunächst auch (wieder einmal!!) daran, ob ich das packen würde und bat mir Bedenkzeit aus. Aber nachdem ich diesen "Schrecken des Angebots" erstmal verdaut hatte, wusste ich doch sehr schnell, dass ich das super gerne machen wollte. Endlich mal etwas anderes tun, als "nur" Hausfrau zu sein. Toll! Gesagt, getan bzw. überlegt, getan! Der Job als "Sprechstunden-Hilfe" wurde von mir angetreten. Meine Psychotherapie war bereits abgeschlossen, so stand dem also auch nichts im Wege. Wobei ich denke, dass meine Therapeutin mir das sehr wohl auch aus therapeutischer Sicht anbot. So schlug sie 2 Fliegen mit einer Klappe.

Sie half ihrer Patientin und sich selber! Und was ich mir vorher niemals zugetraut hätte: ich brachte die Praxis, aus bürokratischer Sicht, auf Vordermann. Hatte Frau Doktor bis dato die Quartals-Abrechnung immer von Hand gemacht, eine elendige aufwendige Arbeit, wie ich nach 2 Quartalen erkannte, stellte ich (jawohl ICH! Schier unglaublich wäre das für mich VOR der Sache mit dem grässlichen Graus gewesen) die Abrechnung auf Computer um. "Mach du mal", sagte sie. "Solange ich mich nicht darum kümmern muss!" Und ich schaffte es. "Boah", war ich stolz auf mich und "Boah", tat mir die Anerkennung und das Gefühl, so etwas zu können, gut. Meine Seele sog dieses Gefühl auf wie ein Schwamm. Wo ich doch immer dachte, ich bin für so etwas absolut ungeeignet und eine Niete. Die Erfahrung während meiner Ausbildung hatte nachhaltigen, bleibenden Eindruck hinterlassen.

Meine Entwicklung ging so immer weiter voran. Mein Selbstbewusstsein wuchs ständig ein bisschen mehr. War es jedoch immer noch ein zartes Pflänzchen. Doch war ich gewillt und angespornt, es zu hegen und zu pflegen, damit es zu einem robusten Strauch heranwachsen konnte, der auch mal einen Sturm überstehen konnte. Nicht jeder Schicksalsschlag, gesundheitlich oder auch sonst, bedeutet gleich das Ende. Das hatte ich bereits erkannt und auch bewiesen. Ja, Veränderungen sind oftmals ein Segen.

Man kann so viel aus solchen Lebenserfahrungen, wie ich sie z. B. gemachte hatte, für sich herausziehen, ... jedoch bringen sie durchaus auch Neuerungen mit sich, die nicht so einfach zu bewerkstelligen sind. Mich hatten meine Erlebnisse sehr verändert, zum Positiven für mich. Vom Prinzip her auch für meine Familienangehörigen. Jedoch mussten sie sich ebenfalls erst einmal daran gewöhnen, mit meinem neuen ICH klar zu kommen. Denn durch meine Veränderung, änderte sich in Teilen auch das Leben meiner Liebsten. Nichts Dramatisches, eigentlich. Aber doch war ich ein anderer Mensch geworden. Einer, der viel näher an seinem eigentlichen ICH war, bloß kannte das ja bis dato keiner. Hatte ich es doch selber erst ganz neu entdeckt.
Die deutlichsten Spuren hinterließ es in meiner Ehe. So großartig mich Frank damals unterstützt hatte, damals während der schlimmen Zeit, im Laufe der nächsten Jahre lebten wir uns immer mehr auseinander. Wir merkten es wahrscheinlich zunächst beide nicht. Irgendwie war es spürbar, wie ein Unwohlsein vor einer sich anbahnenden Erkältung. Doch es wurde immer deutlicher. Bis dann ... tja, bis dann Raum für eine andere Frau da war.

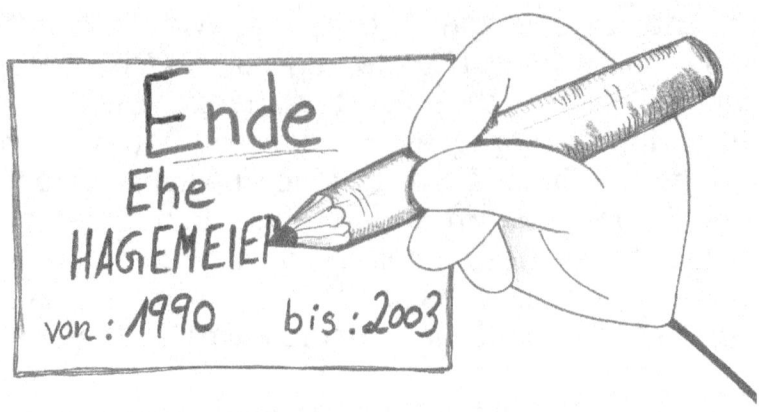

Wir hatten den Raum geschaffen, sie hat ihn „bemerkt und genutzt". Also, es gehören immer zwei dazu bzw. so gesehen DREI. Wie auch immer. Die Ehe war hin, es folgte ein, zugegeben, sehr unschönes Dilemma. Viele Tränen, viele emotionale Verletzungen … einfach unschön. Aus heutiger Sicht allerdings, war es wohl unausweichlich. Wenngleich es – für mich – respektvoller hätte laufen können. Aber nun gut. Es ist wie es ist. Es sollte so sein. Ich habe heute meinen Frieden damit geschlossen und ich habe vergeben können. Alles andere kostet obendrauf nur Kraft und Energie. Die weiß ich durchaus besser einzusetzen als in negative Gefühle. Das belastet nur den Alltag, sämtliche zwischenmenschliche Beziehungen und vor allem einen selber.

Die Zeit heilt alle Wunden, das ist eine Tatsache. Jedoch bleiben Narben zurück. Auch das ist eine Tatsache. Dann hat man die Wahl. Man lebt mit diesen Narben und macht das Beste draus, oder lässt sich von ihnen das Leben vermiesen. Ich habe mich, nachdem ich so einige Täler durchschritten habe, für die erste Variante entschieden.

Heilende Energien gehen auf die Reise

Kapitel 8

Wie lange dauert es, bis man sich nach einem traumatischen, lebensverändernden Erlebnis wieder gefangen hat und normal weiterlebt?
Klar, die Veränderung bleibt. Doch wann ist es soweit, dass man lebt, ohne ständig über das Erlebte nachzudenken?

Nun, meiner Erfahrung nach ca. 3 Jahre. Der Körper erholt sich in dieser Zeit von den, in meinem Fall, körperlichen und seelischen Anstrengungen: Die Alltagsroutinen halten Einzug, das Durchgemachte ist nicht mehr 24 Stunden am Tag präsent und im Kopf.

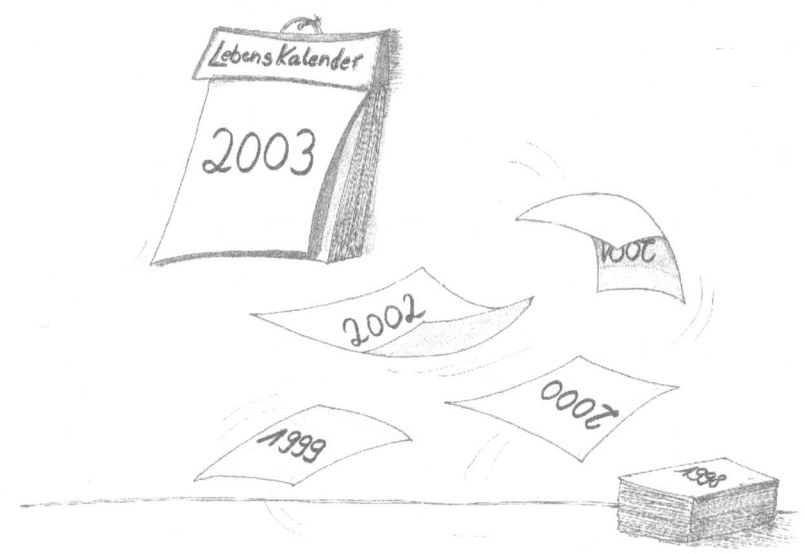

Das Leben kann also weitergehen. So war es auch bei mir. Es gab zwar viele Neuerungen, wie schon beschrieben, jedoch war im Großen und Ganzen alles wieder weitestgehend „normal". Und dann! Zack! Da lebt man „so fröhlich vor sich hin", hat gar nichts Böses im Sinn und plötzlich steht der nächste Schicksalsschlag vor der Tür und fordert Einlass!! Genau genommen waren es zwei Schicksalsschläge.

Nr. 1: das Ende meiner Ehe
Nr. 2: Erkrankung meines Bruders.

Aber eins nach dem anderen.

Eben, in Kapitel 7, erwähnte ich bereits die Trennung von Frank. Keine schöne Sache, wenn eine Ehe oder Beziehung kaputt geht. Wenn Kinder beteiligt sind, wird es noch schwieriger. Du weißt das vielleicht aus eigener Erfahrung, oder vom Hörensagen. Doch vor dem passierte, um genau zu sein Anfang August 2000, etwas anderes, wirklich sehr Dramatisches. Meine Familie wurde schon wieder auf eine sehr harte Probe gestellt. Außer, dass mich diese Sache zutiefst erschütterte, lernte ich indes ein paar Dinge über mich. Dinge, die ich jedoch erst heute so richtig verstehe. Folgendes geschah am 4. August 2000, dem Geburtstag meines Bruders.

Ohne irgendwelche Vorboten, zumindest keine, die jemand aus der Familie wahrgenommen hatte. Im Nachhinein stimmt das so zwar nicht, denn ehrlich gesagt sah mein Bruder die Wochen vorher schon etwas angeschlagen aus. Aber das kommt ja bei jedem Mal vor. Stress bei der Arbeit, eine verschleppte Erkältung, was auch immer einem die Farbe aus dem Gesicht und Ränder unter den Augen beschert. Doch so etwas „Leichtes" hatte mein Bruder leider nicht ausgebrütet. Ganz im Gegenteil.

Denn an jenem 4. August erlitt mein Bruder Thomas eine Hirnblutung, ein so genanntes geplatztes Hirnaneurysma.

Ich kann heute gar nicht mehr sagen, wann mich das Telefonat mit dieser Schreckensnachricht ereilte. War es morgens, mittags, abends? Ich weiß es nicht mehr. Kam diese Horrormeldung doch quasi aus dem Nichts. Gedanklich war ich schon bei dem Geburtstagskaffee-Klatsch gewesen. Und plötzlich kam die Nachricht, dass mein großer Bruder, in höchster Lebensgefahr, auf dem Weg ins Krankenhaus war.

Alles unter wirklich dramatischen Umständen. Ich war ja nicht dabei, aber aus Erzählungen meiner Schwägerin und Nichte weiß ich, dass es ganz grauenhaft gewesen sein muss.

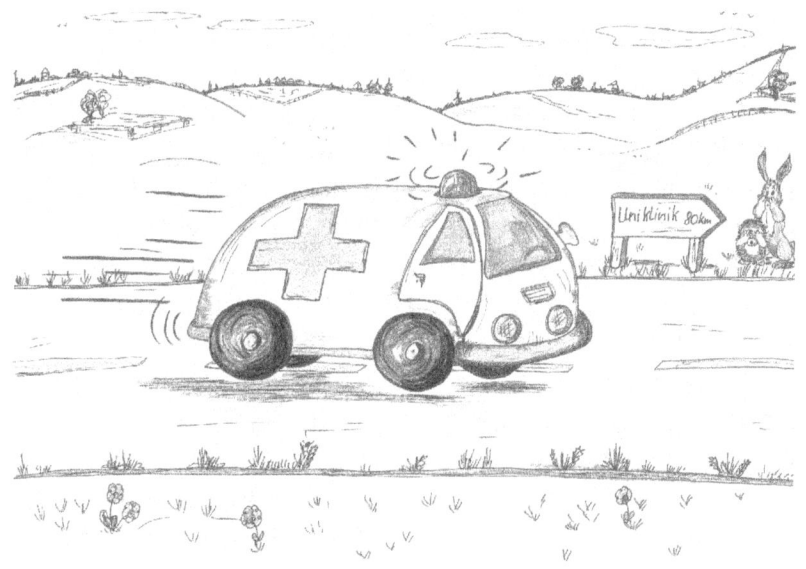

Thomas hatte entsetzliche Kopfschmerzen gehabt, brach zusammen und krampfte. Der Notarzt wurde alarmiert. Dann sollte er mit dem Hubschrauber in die rund 80km entfernte Uniklinik gebracht werden. Doch aus irgendwelchen Gründen klappte das nicht, und er wurde die weite Strecke per Krankenwagen transportiert. Und dabei kam es doch auf jede Minute, jede Sekunde bei seiner Rettung an …

Zack! Da schlug das Leben wieder mit Zaunpfählen um sich!!

Diesmal traf es mich "nur" in zweiter Reihe, die Wucht des Aufpralls war jedoch nicht zu verachten! Ich kann heute die näheren Umstände dieses 4. Augusts auch gar nicht mehr recht auf die Reihe bringen. Die Erinnerungen sind weit weg in Nebelschwaden, nur noch sehr undeutlich zu erkennen. Jedoch an die Gefühle erinnere ich mich noch sehr gut.

Ohnmacht. Wieder dieses Gefühl, den unsichtbaren Fängen des grässlichen Graus ausgeliefert zu sein. Diesmal betraf es mich nicht direkt am eigenen Leib und Herr Graus kam auch in ganz anderer Gestalt, jedoch nicht minder mächtig. Ich weiß noch, dass ich unbedingt bei meiner damaligen Schwägerin, meiner Nichte und meinem Neffen sein wollte, um ihnen beizustehen, ganz klar. Frank kam sofort aus dem Büro und ich fuhr zu ihnen. Das war kein Problem, denn sie wohnten damals nur ein paar "Dörfer" weiter. Meine Eltern waren auch bereits da, wenn ich mich recht erinnere. Den ganzen Tag und die Nacht warteten wir auf Informationen aus der Uniklinik, in die Thomas gebracht worden war. Er wurde notoperiert. Es waren entsetzlich lange Stunden, bis wir endlich erfuhren, dass die OP soweit gelungen und Thomas nun, im künstlichen Koma, auf der Intensiv-Station lag. Welche Folgen diese Hirnblutung haben würde, konnte man uns nicht sagen.

Würde er jemals wieder der Alte werden? Wie waren seine Chancen generell? Man konnte es uns nicht sagen. Für mich war das alles unvorstellbar. Mein großer Bruder. Und der sollte jetzt vielleicht nie wieder so werden wie früher oder gar Schlimmeres? Nein, das konnte nicht sein!! Das durfte nicht sein!! Reichte es doch, dass meine Familie kurz zuvor mit mir so einen Schicksalsschlag verkraften musste. Nun schon wieder so eine Schreckensnachricht. Vor allem für meine Eltern. Wie schlimm ist das denn, so kurz hintereinander 2 seiner Kinder in lebensbedrohlichen Situationen zu wissen? Ich mag es mir gar nicht genau vorstellen.

Um es vorweg zu nehmen: meinem Bruder geht es heute wieder gut!! Zum Glück!! Ich kann immer nur wieder unseren Schutzengeln danken, denn meine Familie hat wirklich ausgesprochen gute Schutzengel.

Wenn das Schicksal sie auch herausforderte, sie bewahrten uns vor dem allerschlimmsten Unheil. Perfekte Arbeit, ihr Guten!! Danke, ihr lieben Schutzengel!!

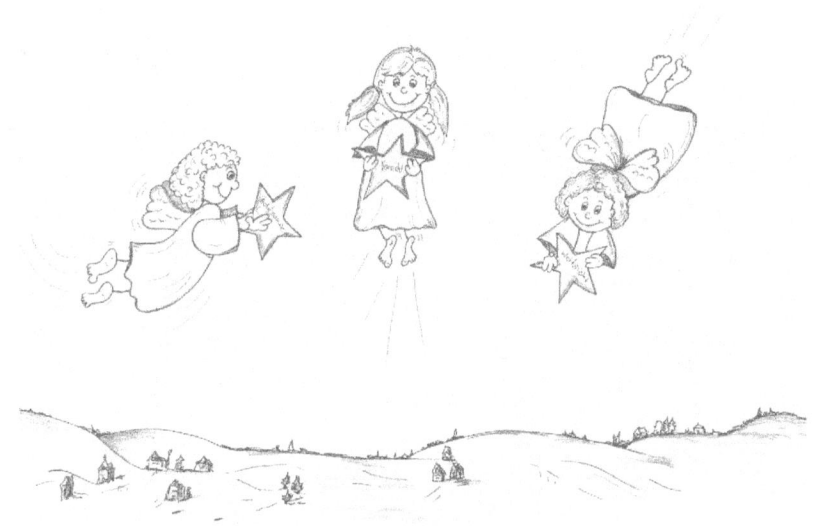

Mir brachte dieser Schicksalsschlag zweierlei. Die Erfahrung, als Angehöriger machtlos miterleben zu müssen, dass ein geliebter Mensch erkrankt und man quasi hilflos daneben steht. So gerne man auch aktiv zu irgendeiner Besserung beitragen möchte, man kann „nur" füreinander da sein. Zum anderen brachte es mir die Spürbarkeit meiner Energie.

Eben diese Energie spürte ich an einem Tag ganz deutlich und sehr bewusst. Es war, als ich meinen Bruder auf der Intensiv-Station besuchte. Er lag zu diesem Zeitpunkt noch im Koma. Ein erschreckendes Bild, um ehrlich zu sein. Ein Mensch der Tage zuvor noch fröhlich und kräftig durch´s Leben ging, lag nun da: ein Häufchen Mensch. Verkabelt, Schläuche überall, piepsende Geräte rundherum, das Beatmungsgerät ließ in regelmäßigen Abständen seine Brust sich heben und senken.

Mir wurde bei diesem Anblick zunächst ganz schummerig und ich musste mich setzen, da ich drohte ohnmächtig zu werden.
Ich muss gestehen, dass ich mich aus höchst unangenehmen Situationen im Leben, "gern" mal mit einer Ohnmacht "verabschiede".

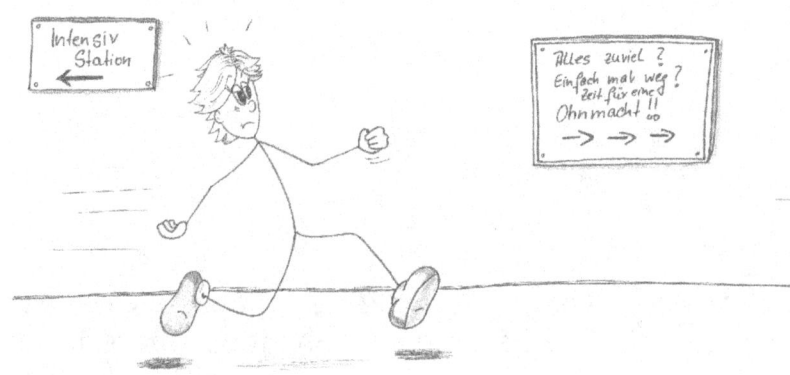

Diese konnte ich dann aber zum Glück noch abwenden. So betrachtete ich meinen Bruder, auf einem Stuhl sitzend, aus kurzer Entfernung. Ich begann intuitiv, ganz intensiven geistigen Kontakt mit ihm aufzunehmen, meine Gedanken zu ihm zu senden. Es war ein sehr starkes Bedürfnis in mir, was mich dies tun ließ. In meiner Gedankenwelt sprach ich mit ihm. Oder besser: mit meinen Gedanken … ? Ich kann es nicht genau sagen. Ob er mich gehört hat? Ich weiß es nicht und um ehrlich zu sein, habe ich ihn das auch nie gefragt. Mein Gefühl damals war auf jeden Fall, dass ich ihm von meiner Energie, von meinem inneren Arzt, der Kraft meiner „Leute", etwas abgeben wollte. So nahm ich all meinen Mut zusammen (Mut deshalb, weil ich Angst hatte, doch noch ohnmächtig zu werden), und umfasste seine Fußgelenke und schloss die Augen.

Instinktiv wollte ich ihm meine heilende Energie zukommen lassen, die Energie, die mich so gut bei meinem Kampf mit dem grässlichen Graus unterstützt hatte.

Es mag sich für dich verrückt anhören: ich fühlte, wie diese Energie durch meine Hände zu meinem Bruder überging. Ganz ehrlich, ich hatte so etwas noch niemals gemacht. Niemand hatte mir über solche „Dinge" jemals erzählt, ganz zu schweigen, dass ich je an so etwas geglaubt hatte.

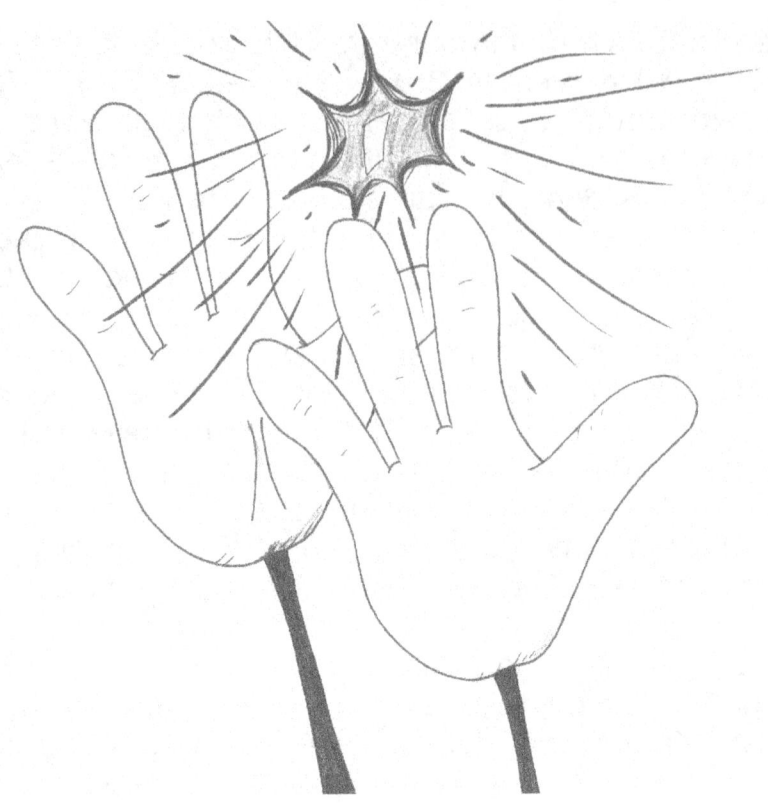

Es war einfach so ein Gefühl gewesen, dass ich das tun MUSSTE. So stand ich da eine Weile an seinem Bett, ließ die Energie zu ihm fließen und sprach Thomas im Geiste Kraft zu. Er solle durchhalten, sich die Zeit nehmen, die er brauchte, um wieder gesund zu werden. Und dass ich ihm Kraft von meinen "Männchen" abgeben würde, damit er das auch schaffen würde.

Mit einem Mal wurde es mir dann selber unheimlich, weil dieses Gefühl so intensiv war. Ich wusste in dem Moment auch, dass es genug war, ich nicht zu viel Energie abgeben durfte, weil es sonst nicht gut für mich selber war. Es war für mich ein ganz besonderer, eigenartiger, beängstigender, sorgenvoller und wunderschöner Moment zugleich.

Und es mag sein wie es will: unerklärlich, verrückt, spirituell … keine Ahnung. Mir gab es auf jeden Fall sehr viel. Denn ich glaubte daran, ihm damit helfen zu können. So schickte ich ihm ab da, jeden Abend bevor ich schlafen ging, mental meine Energie ans Krankenbett, quasi per Luftpost.

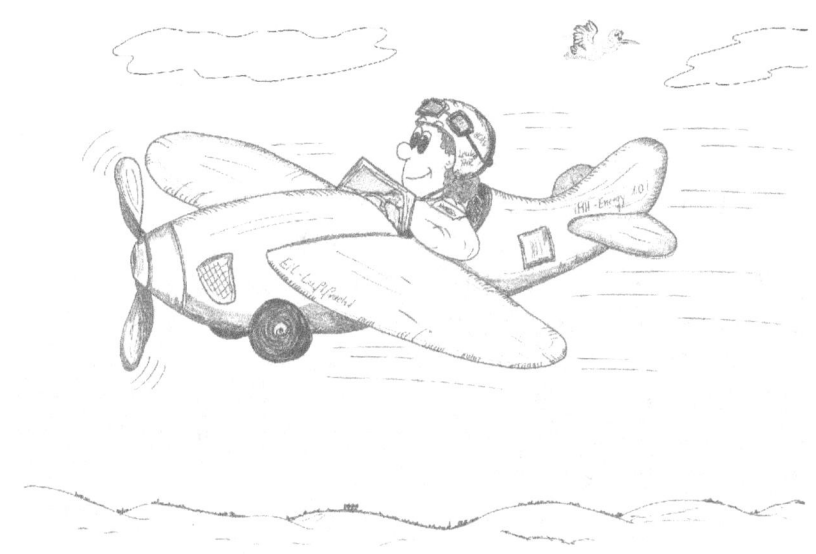

Besuchen konnte ich ihn nicht jeden Tag, die Uniklinik lag ja nicht gerade "um die Ecke". Aber ich war und bin fest davon überzeugt, etwas damit bewirkt zu haben. So unerklärlich das auch ist und mir damals sowieso war: einige Studien beweisen schließlich, dass es durchaus etwas auslöst, wenn Menschen sich mental verbinden.

Ob man es nun Beten nennt, intensiv aneinander Denken, … wie auch immer, es bewirkt etwas. Dieser Glaube hat sich durch die weiteren Erfahrungen, die ich bis heute machen durfte, absolut verstärkt.

Wie auch immer es geschehen ist: mein Bruder hat es geschafft. Er lag, wenn ich mich recht erinnere, 6 Wochen im künstlichen Koma, musste auch noch ein paar Mal operiert werden und sich einer Reha unterziehen. Alles Mögliche hätte an Folgen bleiben können, von nicht mehr gehen und sprechen können bis hin zu absolutem Pflegefall. Fakt ist: er steht mitten im Leben, ist gerade Opa geworden.

Herzlichen Glückwunsch mein Lieber!! Natürlich sind ein paar kleine Spätfolgen geblieben. Im Grunde genommen ist das aber "Nichts", wenn man bedenkt, was hätte sein können! Dafür ein großes „Danke!" an alle beschützenden Mächte dieser Welt. Davon abgesehen, dass mich das Ereignis mit meinem Bruder darin bestätigte, sein Leben so zu leben, wie man selber es für richtig hält und es zu genießen, bestätigte es mich auch in meinem Tun mit meinen inneren Kräften, meinem inneren Arzt, meinem Oberst Leuko und seinen Armeen. Es gab mir die innere Kraft, weiterhin fest daran zu glauben.

Und egal, was mir das Schicksal weiter bescherte und beschert: diesen Glauben verliere ich niemals. Natürlich können nicht nur Krankheiten ein Leben in großem Maß aus den Fugen hebeln. Es gibt genug andere Dinge, die am Grund der Wundertüte des Lebens zu finden sind. Bei mir fand sich am Boden der Wundertüte meines Lebens auch das Ende meiner Ehe. Heute ist mir sehr klar, dass immer zwei ursächlich dazu gehören, wenn eine Beziehung zu Ende geht. Und mir ist auch klar, dass diese Erfahrung für mich "unterm Strich" sogar gut war, weil ich so lernte auf eigenen Beinen zu stehen. Doch schrecklich waren diese Zeit und diese Erfahrung auf jeden Fall. Freiwillig aussuchen würde ich mir das auf jeden Fall nicht. Fakt ist: nach all dem, was sich in den letzten Jahren bereits an unschönen Dingen an meinem Leben ereignet hatte, zerbrach nun Mitte 2003 also auch noch meine Ehe. Nach, Moment … ich muss gerade mal nachrechnen, nach 13 Jahren Ehe und nach gut 18 Jahren Beziehung. Die Umstände waren, wie gesagt, nicht schön, aber bei welcher Trennung sind sie das schon? Viele Lügen, viele Verletzungen, vor allem aber der dadurch entstandene Missbrauch meines Vertrauens machten mir Jahre lang zu schaffen. Einem Menschen bedingungslos zu vertrauen, … es dauerte eine ganze Zeit, bis ich das wieder konnte. Tatsächlich schleicht sich auch heute noch manchmal eine Spur Misstrauen in meine zwischenmenschlichen Beziehungen. Damals dachte ich zunächst wirklich, mein Leben wäre zu Ende. Aber gar nicht im Sinne von "Tod", sondern einfach so zu Ende. Nichts mehr würde ich tun können, zu dem wäre ich so was wie "gebranntmarkt". Eine gescheiterte Ehe!! Und das in meiner Familie … und dann auch noch ICH!! Es war entsetzlich für mich. Alles was ich mir in den Jahren nach meiner Erkrankung erarbeitet hatte, drohte nun den Bach herunterzugehen.
Ich fiel in eine Depression. Ich funktionierte nur noch, alles war wie unter einer Glocke. Meine Leichtigkeit ging zunächst verloren, wie auch meine Malerei. Malen war für mich auf einmal die einsamste Beschäftigung, der ich überhaupt hätte nachgehen können. Schier undenkbar.

Lange Rede, kurzer Sinn: nach dem ewigen Hin und Her, trennen oder nicht trennen, zusammen bleiben, es versuchen oder es besser doch lassen, stand ich also Anfang 2004 dann "plötzlich" als alleinerziehende Mutter mit 2 Kinder im Leben. DAS war in meiner Lebensplanung nun so gar nicht vorgesehen gewesen. Nachdem die Entscheidung zur Trennung jedoch getroffen war, rappelte ich mich langsam wieder auf "zurück ins Leben". Es ist wirklich absolut besser, mit einer unschönen Tatsache zu leben, als in einer unschönen Situation zu verweilen. Was soll ich sagen: nach der Scheidung folgte für mich eine Zeit, in der ich ein Stück weit meine Jugend nachholte. Ein bisschen die „Sau raus ließ".

Ein für mich positiver Umstand war, dass die etwa gleichaltrige Nachbarin (auch mit 2 Kindern, jedoch jüngeren) der Doppelhaushälfte, in der ich mit den Jungs wohnte, das gleiche Eheschicksal erlitt, wie ich. Sehr traurig auf der einen Seite, zum anderen Glück im (beiderseitigen) Unglück.

Wir wurden zu "Verbündeten" und machten nächtens die Diskotheken in der Umgebung "unsicher". So entwickelte sich aus einer wirklich harten Zeit, mit wieder mal unglaublich vielen Tränen die flossen, eine wunderbare Freundschaft und eine Zeit, an die meine Freundin Andrea und ich heute mit einem Lächeln zurückdenken.

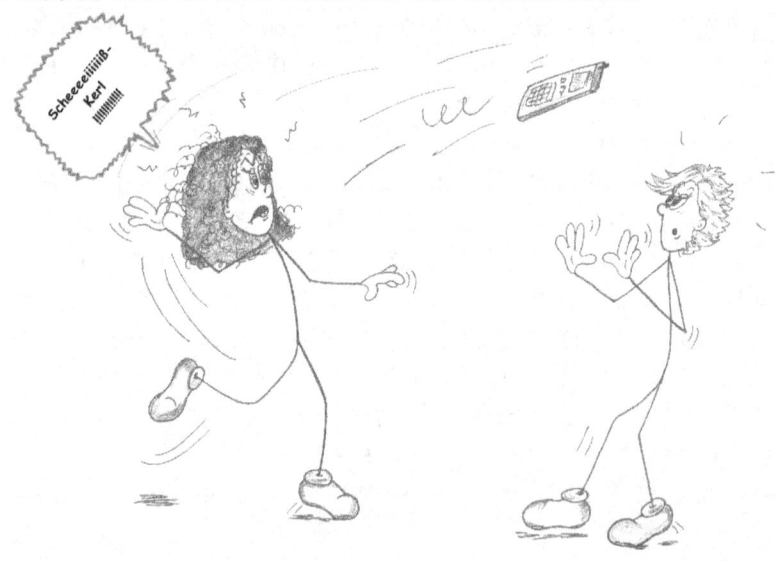

Viel Frust, viele durchheulte Nächte, endlose Gespräche mit ein und demselben Thema, wütend ins Feld geschmissene Telefonhörer, im Geiste ausgemalte Rachefeldzüge, zu denen es natürlich niemals kam, wenn sich die heiß diskutierten, rotweingeschwängerten Gemüter wieder beruhigten. Und noch etwas kam in dieser Zeit zum „Vorschein". Den Teil meines ICHs, den ich ohne die Trennung von Frank vielleicht nie entdeckt hätte:

Mona. Denn Monika (mein eigentlicher Name) gab es so nicht mehr. Diese Frau war zu ernst, zu angepasst, zu unselbständig.
Mona jedoch nahm ihr Leben in die Hand, hatte Spaß und tat manchmal ein paar verrückte Dinge, die Monika niemals getan hätte.

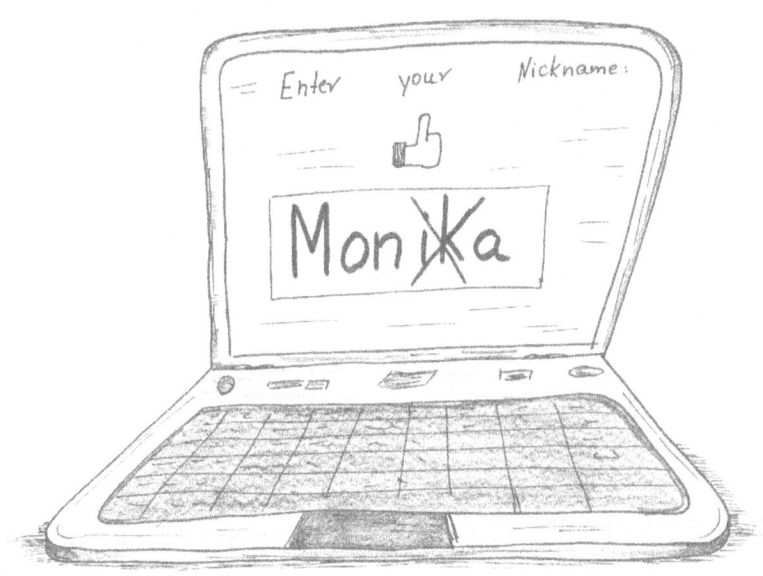

Um das Ganze gleich zu entschärfen: Nein, ich habe keine gespaltene Persönlichkeit. Mona ergab sich einfach aus einem Nickname in einem "Flirt-Portal" im Internet. Und für die Menschen, die ich NACH dem – für mich großen Knall der Trennung – kennenlernte, war ich eben Mona.

So ist es nicht nur ein Spitzname für mich, nein, er ist Teil meines neuen Ichs, meines neuen Lebens.

Hallo Welt!

Da bin ich: Mona – und das fühlt sich unglaublich gut an!! Nimm das Leben wie es kommt und mach das Beste daraus. Siehe es positiv und immer mit einem Lächeln. Denn es ist wie es ist: wir haben nur dieses eine Leben im Jetzt! Und es macht doch so gar keinen Sinn, es als Trauerkloß zu bestreiten!!

Außerdem, wie ein schlauer Mann mal sagte:
Nur wer sich ändert, bleibt sich treu!! (Wolf Biermann)

Neues Leben, neues Glück?

Kapitel 9

Wie heißt es doch so schön: Life is a rollercoaster – das Leben ist eine Achterbahn! Immer geht es auf und ab oder gar wild durcheinander!!

Auch mein Leben verlief weiterhin turbulent. Aufs und Abs – von allem gab es etwas. Ruhig wurde mein Leben auf jeden Fall nicht. Die Irrungen und Wirrungen der Trennung hatte ich für mich emotional ganz gut verpackt. Ebenso hatte ich mich in mein Leben als alleinerziehende Mama mit Teilzeitjob eingefunden und ab und an machte Mona, die „Party-Maus", die Tanzflächen der Discotheken unsicher!! So weit, so gut! Doch nie war ich im Kopf völlig unbeschwert. Immer war da eine dunkle Wolke über mir, mal heller, mal dunkler, die mich ständig begleitete.

Denn zum einen gab es da meine immer wiederkehrenden Nachsorgeuntersuchungen. War der grässliche Graus wirklich vertrieben und besiegt? War er völlig vernichtet und besiegt? Auch wenn ich es schaffte, diesen fiesen Eindringling, der mein Leben nachhaltig verändert hatte, immer ganz weit wegzupacken, war er doch bei jeder Untersuchung, die anstand, umso präsenter. Das flaue, ängstliche Gefühl in der Magengegend begleitete mich bei jeder Blutabnahme, bei jeder Untersuchung, die anstand. Doch mein Oberst Leuko, meine "Männchen" und ich, wir leisteten perfekte Arbeit! Die Tumormarker waren immer schön im Normbereich und auch alle sonstigen Werte immer ohne Befund! Fantastisch! Soweit war also alles gut.

Die Gefahren des grässlichen Graus rückten immer weiter in den Hintergrund, wurden von mir nicht vergessen, waren jedoch nicht mehr so raumgreifend und im negativsten Sinne atemberaubend, wie sie es schon mal gewesen waren. Es war ja auch ein hartes Stück Arbeit gewesen, nur mal nebenbei bemerkt!

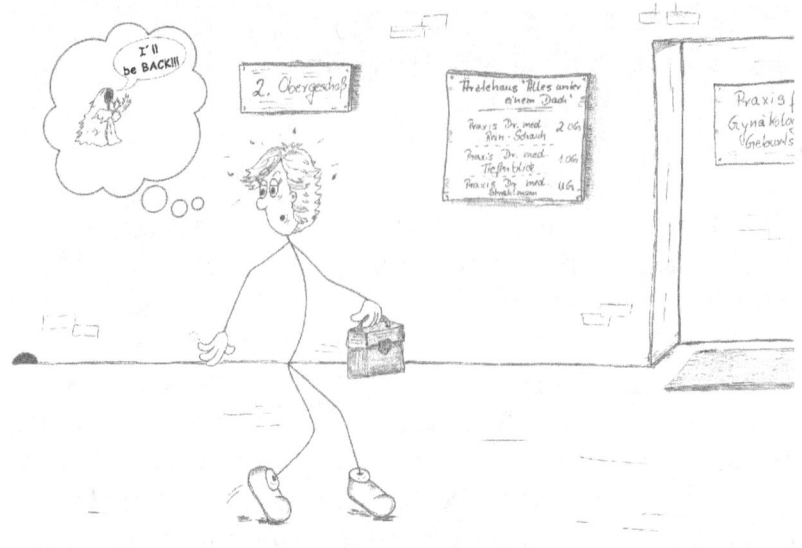

Eine Herausforderung ganz anderer Art war es nun aber, mit meinen neuen Lebensumständen klarzukommen. Wie ich schon sagte, mein Leben mit zwei Kindern quasi alleine "zu wuppen", war in meinem Lebensplan überhaupt nicht vorgesehen gewesen. Frank kümmerte sich zwar regelmäßig an den Wochenenden um die Jungs, mehr ging aber auch nicht, da er mittlerweile in eine andere Stadt gezogen war. Und eben nicht gerade mal um die Ecke, sonder gute 170 km entfernt. Ich versuchte – und ich denke, das habe ich auch ganz gut hinbekommen – unsere Trennung nicht auf dem Rücken der Kinder auszutragen. Sie konnten ja auch am allerwenigsten für die Situation, war es doch alles wirklich schon schwer genug für sie. Und wie das wohl alle Kinder in einer solchen Situation machen, suchten sie den Grund für Papas Weggehen sowieso erstmal bei sich.

Damit sie nicht noch mehr leiden mussten, beschloss ich, das Beste für die Jungs daraus zu machen und einen "gepflegten Umgang" mit meinem Ex und seiner neuen Partnerin zu führen. Was mich, auch mal nebenbei bemerkt, durchaus des Öfteren an meine Grenzen der Gutmütigkeit brachte.

Aber heute kann ich sagen, diese Mühe hat sich gelohnt. Denn mittlerweile haben wir, also Frank, seine neue Frau und ich (inzwischen auch mein jetziger Lebensgefährte) ein sehr entspanntes, nahezu freundschaftliches Verhältnis. Wirklich nicht alltäglich, und wenn ich diese Situation Freunden oder Bekannten schildere, finden diese das meist sehr erstaunlich. Zu guter Letzt zählt aber doch nur eines: zu verzeihen und mit sich im Reinen zu sein, denn alles andere kostest nur unnötige Kraft und Energie. Und die weiß ich absolut besser einzusetzen als in einem ewig andauernden Rosenkrieg und Hasstiraden. Nun, wie auch immer. Ganz zu Anfang der Trennung lief es natürlich weniger entspannt, ganz klar. Vor allem für mich und meinen Alltag. Trotzdem ich meine Freundin im Nebenhaus hatte, wir uns an den Wochenenden "auf Piste" tummelten und ich auch sonst genug zu tun hatte, war ich in dem kleinen Städtchen auf dem Land ziemlich unglücklich.

Was sollte ich da auch noch? Ich fühlte mich völlig deplaziert. Um mich herum nur vermeintlich perfekte und harmonische Ehepaare mit Kindern. Solche Familienidylle zu sehen gab mir jedes Mal einen Stich ins Herz. Außerdem waren meine Eltern und Freunde ja auch in Bielefeld. In dieser kleinen Stadt hier hatte ich lediglich meine Nachbarin und Freundin nebenan. Alles andere waren nur weitläufige Bekannte und außerdem ist es in so einem Städtchen schon etwas anderes, wenn einem der Mann "von der Fahne" geht. Jeder kennt jeden, es wird getratscht und geklatscht. So sind Tuscheleien und „Blicke" vorprogrammiert. Das jetzt zu spüren und zu ertragen, war für mich irgendwie anders als nach der Erkrankung. Genau wie damals, machte ich auch aus dieser Situation kein Geheimnis. Doch konnte ich damit irgendwie viel schwerer umgehen. Hinzu kam dann auch noch, dass meine Freundin einen neuen Mann "am Start" hatte, große Liebe entbrannt war und fest stand, dass sie über kurz oder lang aus der Doppelhaushälfte ausziehen würde.

Ich für meinen Teil hatte damals weitaus weniger Glück bei der Auswahl meiner männlichen Begleitungen. Griff ich doch wiederholt in die Kiste mit der Aufschrift: "Achtung! Besser Finger weg! Proband ist sehr freiheitsliebend!" oder ähnliche "no goes".

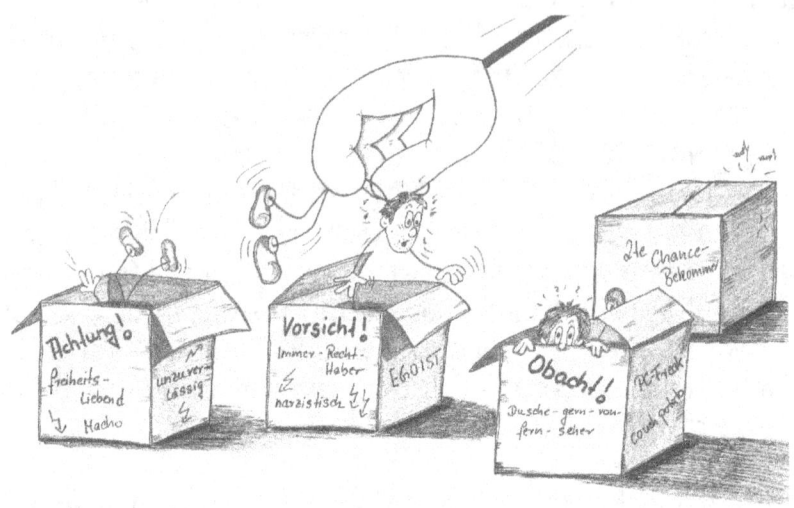

Aber aus Erfahrung wird man bekanntlich klug und im Nachhinein kann ich eigentlich nur über mich schmunzeln, dass ich damals immer wieder gern auf diese Spezies Mann reingefallen bin. Unglaublich!!

Doch kurz gesagt: ich fasste den Entschluss, zurück in meine Heimat zu ziehen. Zu meinen Eltern und Freunden, nahe dran, um der Einsamkeit auf dem Land zu entkommen. Für die Jungs war das ein weiterer krasser Einschnitt in ihrem Leben, das muss ich ihnen zugestehen. Nach allem, was sie in den letzten Jahren bereits hatten mitmachen müssen: meine Erkrankung, die Trennung … und nun auch noch ein Umzug in eine für sie relative fremde Stadt. Kannten sie Bielefeld doch nur von den Besuchen bei Opa und Oma. Vor allem übrigens den Bahnhof, da Opa da immer Stunden mit ihnen zubrachte, um Züge zu schauen! Das fanden sie immer sehr aufregend. Doch es ging nicht anders. Leider musste ich ihnen das damals zumuten. Denn für Kinder gibt es doch wohl nichts Schlimmeres, als eine unglückliche und traurige Mutter. Da war der Umzug das kleinere Übel. Außerdem wollte ich wieder arbeiten gehen. Wollte auf eigenen Füßen stehen und nicht das Gefühl haben, auf den Unterhalt von meinem Ex-Mann angewiesen zu sein. Und wie das so ist im Leben, wenn man etwas wirklich will, die entsprechenden Entscheidungen für sich trifft und sein Vorhaben direkt angeht, ist es manchmal nur ein Gucken und die Veränderung ist erreicht. In meinem Fall traf das hundertprozentig zu. Gleich die erste Wohnung, die ich mir in Bielefeld anschaute, war die richtige. Alles passte. Zwei Kinderzimmer, mit Balkon und in der Nähe von meinen Eltern. Perfekt! Auch die Umschulung der Jungs stellte kein Problem dar UND: ich hatte die Möglichkeit auf einen Job. Wahnsinn!! So trat ich ihn an, den Weg in meine neue Zukunft: ohne Mann an meiner Seite, mit einem 40-Stunden-Job und zwei Söhnen, die so allmählich in die Pubertät kamen. Wobei Söhne bzw. generell Kinder in der Pubertät jede Menge Stoff für andere Bücher hergeben. Weißt du, was ich meine??

Aber eins nach dem anderen!

Tatsache ist auf jeden Fall, wenn man mir vor all dem bisher Erlebten einmal gesagt hätte, dass ich so ein Leben managen würde und dabei auch noch zwei sehr "wohl geratene, sozial engagierte und brave Kinder" zustande bringen würde, ICH hätte es niemals geglaubt.

Die wenigsten hätten mir das so wohl zugetraut.

Zugegeben, es hat sehr viel Kraft gekostet. Beide Jungs hatten auch mal eine kurze Phase in der Schule, wo der Notendurchschnitt etwas abrutschte. Aber wir haben es gemeinsam in den Griff bekommen. Zum Glück.

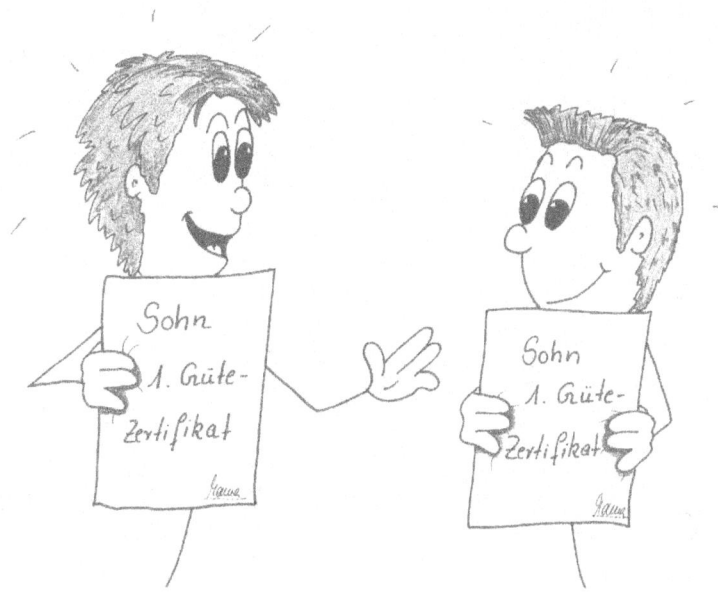

Und was meine Arbeit betraf: mein Alltag bestand nun wieder aus Zahlen ... statt Malen.

Ich war (bin) eben gelernte Steuerfachgehilfin und welche Jobs kommen dann in Frage? Na ganz klar: die Buchhaltung. Trotzdem überlegte ich damals nur kurz, ob ich diesen Job, der sich mir durch Vitamin "B" bot, annehmen sollte oder nicht. Auch wenn es um einen (wenig geliebten) Buchhaltungs-Job ging. Doch: Welche Möglichkeiten und vor allem wie viele würden sich mir wohl bieten, nach so langer "Baby-Pause". Also entschied ich mich, sehr wohl mit leicht flauem Gefühl im Bauch, für den Job.

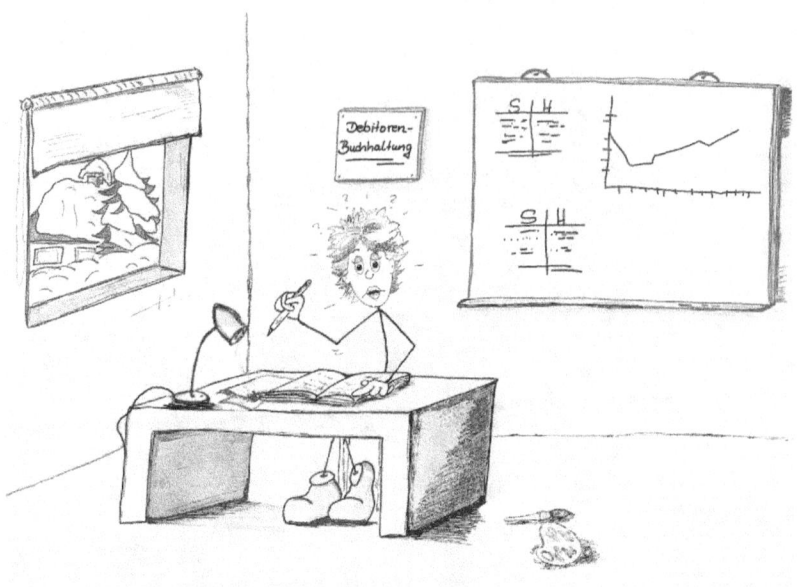

Die Entscheidung erwies sich in der Tat als absolut richtig. Es klappte alles wirklich sehr gut. Der Chef war sehr entgegenkommend, was die Problematiken, die eine alleinerziehende Mutter so hat, anging. Wenn irgendetwas mit den Jungs war, konnte ich ohne Probleme nach Hause fahren. Aber zum Glück waren ja auch meine Eltern ganz in der Nähe, die wiederum ihren großelterlichen Pflichten fantastisch nachkamen und sich super um die beiden kümmerten, wenn Not am Mann war und ich bei der Arbeit. Danke an dieser Stelle!! Und ´nen dicken Kuss!! ☺

Während dieser turbulenten Phase hatte ich wirklich überhaupt keine Zeit, um dem grässlichen Graus in meinem Kopf Raum zu geben. Mein Tag war durchgeplant. Morgens um viertel vor 6 aufstehen, Kinder wecken, Frühstück machen, Brote schmieren und um kurz nach 7 "ab dafür" in den Arbeitstag bis 16.30 Uhr. Feierabend, einkaufen, dann schnell, schnell nach Hause! Abendessen kochen, das bisschen Haushalt erledigen, Kinder "herzen und knuddeln", um dann schließlich, am Ende des Tages, todmüde ins Bett zu fallen. Am Wochenende dann ein wenig "auf Rolle" gehen: so sah mein Leben aus.

Und trotzdem mein Leben sehr ausgefüllt war, ich mich soweit als Single auch sehr wohl fühlte (endlich mein Leben selbst in der Hand, Entscheidungen ganz allein treffen, all das, was ich vorher nie getan hatte, ... wo ich erstmal ganz langsam hineinwachsen musste und was ich dann sehr genoss!!), fehlte mir doch irgendwie ein "sicherer Hafen". Jemand in meinem Leben, an den ich mich mal anlehnen konnte. Nicht, dass ich die Zügel wieder aus der Hand geben wollte, nein, ganz und gar nicht. Aber die Zügel mal locker lassen, einfach mal ausruhen und Streicheleinheiten genießen, das fehlte mir schon sehr.

Die Erfahrungen, die ich mit der "freien" Männerwelt machte, waren von merkwürdig, befremdlich, zu unselbständig, bis hin zu "ich bin dann mal weg", oder gar "Ich arbeite in geheimer Mission a la James Bond"! Und es war ganz egal, wo ich die Herren der Schöpfung auftat: im "realen Leben" oder im virtuellen Leben, also in Singlebörsen im Internet. Irgendwie taten sich immer (oder überwiegend zumindest) Abgründe auf. Ganz ehrlich. Unglaublich was sich auf dem „freien Markt" so rumtummelt! Damals fand ich das nur sehr begrenzt lustig, heute – mit Abstand betrachtet – lässt es mich schmunzeln und Geschichten schreiben. Vielleicht ein anderes Buch? Mal sehen!! Tatsächlich war es nun so, dass mir meine Arbeit, die mir anfänglich trotz der Zahlenlastigkeit wirklich viel Spaß machte, immer schwerer fiel. War es zunächst auch so gewesen, dass mir der Job ein Gefühl von Freiheit, Bestätigung und auch Zugehörigkeit gegeben hatte, so wurde es immer stressiger und belastender für mich. Ein Grund für diesen Stress war u. a. sicherlich auch die allgemeine wirtschaftliche Situation, deren Auswirkungen auch in der Firma, in der ich arbeitete, zu spüren waren. Die Tatsache, dass ich mich toll mit meinen Kollegen und Kolleginnen verstand, konnte das leider nicht wettmachen. Dass sich diese Umstände nachteilig auf meine Gesundheit auswirken könnten, daran dachte ich nicht eine Sekunde.

Und auch das Schicksal zeigte sich wieder mal von seiner unbarmherzigsten Seite. Achtung Zaunpfahl-Alarm!! Zunächst einmal erkrankte meine Patentante, zu der ich ein sehr enges Verhältnis hatte, und die wie eine dritte Oma für meine Jungs war, 2006 an ALS (Amyotrophe Lateralsklerose). Eine wirklich sehr heimtückische und schreckliche Erkrankung.

Der Körper verfällt nach und nach in eine Lähmung, während der Geist völlig klar bleibt. So hatte es mir mal ein Arzt erklärt.

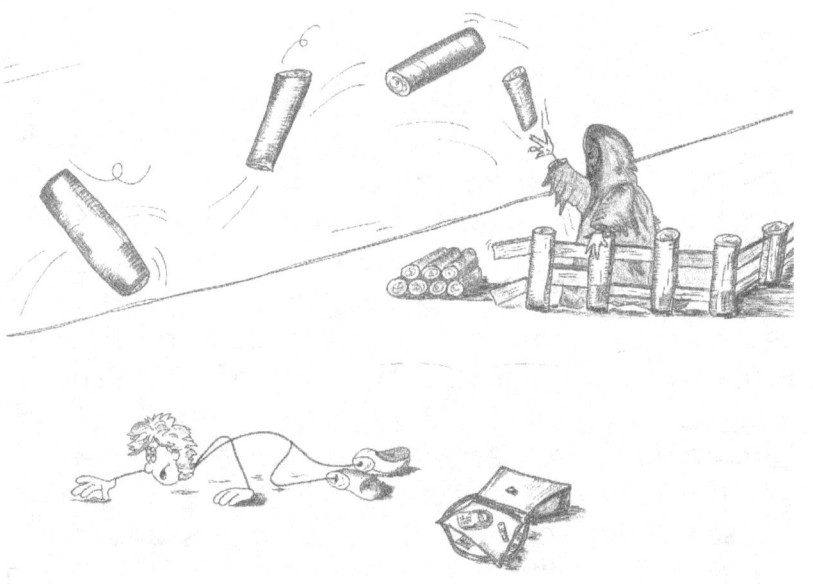

Meine Eltern kümmerten sich großartig um meine Tante, was sie sehr viel emotionale Kraft kostete. Und somit (wahrscheinlich) auch nicht ohne Folgen blieb. Denn als meine Tante verstorben war (für sie selber letztendlich eine wirkliche Erlösung), erkrankte meine Mutter 2007 an Brustkrebs.

Ob dieses nun im Zusammenhang steht, ich weiß es nicht. Für mich ist es jedoch immer wieder erstaunlich, wie oft solche Lebensereignisse eben doch aufeinanderfolgen. Ich kann mich noch sehr genau erinnern, wann ich die Nachricht von der Krebs-Diagnose meiner Mutter bekam. Telefonisch, im Büro. Und irgendwie spielte sich in meinem Kopf ein Film ab. In Sekundenschnelle. Schock – Fassungslosigkeit – weit wegschieben (das kann nicht sein, Mama ist nicht krank!) – Lösung finden! Die es natürlich so schnell erst einmal nicht gab.

Doch dem Himmel, dem Universum, dem lieben Gott … wem auch immer, sei Dank! Unsere Schutzengel waren auch dieses Mal zur Stelle. Denn meine Mama hatte auch Glück im Unglück. Der Knoten in der Brust war so frühzeitig erkannt worden, dass sie „nur" einen kleinen operativen Eingriff brauchte. Und natürlich Bestrahlung. Körperlich ist das - ohne Zweifel- sehr anstrengend. Aber es hätte viel schlimmer sein können. Ich muss gestehen, auch mein Hirn hat hier wieder "sehr gute Arbeit" geleistet. Ich kann mich nicht mehr genau an alles erinnern. Die Erinnerung an diese Zeit ist wie mit einem Vorhang verhangen, durch den ich verschwommen ein paar Dinge erkennen, jedoch nicht klar sehen kann.

Wie gesagt; Mama "darf" nicht krank sein. Keine Mama, kein Papa. Das denken doch wohl alle Kinder, egal wie alt. Durch die Erkrankung meiner Mutter loderten in mir alte Ängste wieder hoch, die ich doch so gut verstaut hatte. Aber ich versuchte sie klein zu halten, gar nicht erst an die Oberfläche meiner Gedanken kommen zu lassen. Ich weiß auch noch, dass ich meiner Mutter gut zusprach, ihr sagte, wie sie sich "innerlich" verhalten sollte. Eben ihre eigenen Heilungskräfte in Bewegung setzen sollte. Aber wie gesagt, ich kann mich daran nur sehr verschwommen erinnern. Doch, welch ein Glück und nochmals ein Dank an alle geistigen Mächte dieser Welt, meine Mama hat es gut überstanden. Klar, nicht ohne Folgen, denn natürlich hinterlässt der grässliche Graus immer sein Brandzeichen. Ob körperlich durch die direkten Nebenwirkungen der Medikamente & Co. oder auf der Seele. Aber unterm Strich geht es ihr doch sehr gut.

Nun hatten meine Familie und ich doch nun wirklich in den letzten Jahren genug erlebt. Irgendwann muss doch mal Schluss sein mit kleinen und großen Katastrophen! Dachten wir. Tatsächlich war es das nicht. Um genau zu sein holte sich dann auch noch mein Vater Anfang 2009 seinen Hieb mit dem Zaunpfahl. Ganz abgesehen davon, dass er 2007 einen Herzinfarkt erlitt, machte auch er die Bekanntschaft mit Herrn Graus – Prostata-Krebs. Für einen Mann in seinem Alter fast „normal", leider, aber nicht weniger erschreckend.

Doch wenn es auch scheint, dass bei einigen meiner Familienmitglieder, mich eingeschlossen, die körperliche Konstitution nicht so sonderlich gut wäre, dem ist nicht so. Denn wenn es hart auf hart kommt, sind wir nicht klein zu kriegen. Soll heißen: auch mein Vater kam mit dem „Schrecken" davon. Es gab eine OP, die entsprechende Medikation – auch hier: Gefahr gebannt. Ich brauche dir an dieser Stelle sicher nicht sagen, was das mit meiner Psyche machte. Meine lange aufgebaute Schutzhülle bekam immer mehr kleine Risse. Risse der Unsicherheit und Skepsis gegenüber meiner eigenen Gesundheit. Zudem lief es auch beruflich und privat immer weniger "rund". Zur Arbeit zu gehen machte mir leider immer weniger Freude und es wurde eine kleine Qual. Auf meiner privaten Ebene gab es da den "normalen Wahnsinn" mit meinen pubertierenden Kindern und einer (kurzen) Beziehung, die mir letztendlich auch nicht das gab, was mir eigentlich fehlte. Und da war noch etwas. Irgendwas fing an, sich in meinem Körper zu regen.

Um genau zu sein: ein Lymphknoten in der linken Leiste, den ich schon seit Jahren hatte, leicht vergrößert, und den ich meinen Ärzten immer wieder gezeigt hatte. Jedoch wurde er jetzt größer. Zumindest hatte ich den Eindruck. Doch die Ärzte gaben immer wieder Entwarnung, meine Werte waren ja auch immer tipp topp in Ordnung, und … manchmal wissen Ärzte eben auch nicht alles. Denn irgendwie … regte sich mein Unterbewusstsein. Die Abstände in denen ich mir in die Leiste fasste und den Knoten befühlte, wurden immer kleiner.

Mein Hausarzt sagte mal zu mir: "Wenn Sie das so stört, dann lassen Sie sich den Knoten einfach rausnehmen, dann haben Sie Ruhe und die Sache damit aus dem Kopf!" Doch war ich noch nicht so weit, ich hatte nicht die Kraft, die Stärke dafür. Zu dem Zeitpunkt wollte ich mich einfach nicht damit befassen. Bloß keine schlafenden Hunde (oder Grause) wecken!!

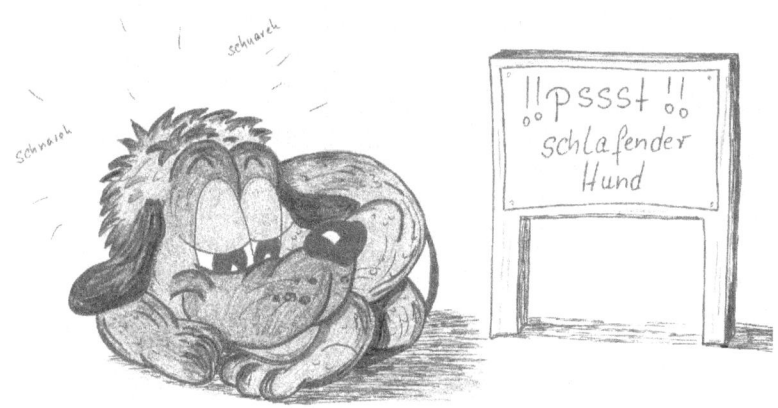

Aber eine Entscheidung traf ich dann doch.

Meine für mich unbefriedigende Beziehung zu beenden. Ich hatte keine Lust mehr, mich ständig über irgendwelche Dinge zu ärgern und mich unzufrieden in einer Beziehung zu fühlen. Zunächst. Doch nach einer Weile des Genießens der "Freiheit" meldete ich mich dann doch wieder in einer Single-Börse an. So schob ich die Sache mit dem Lymphknoten erstmal ganz weit beiseite. Wegmerken sozusagen. Das Aufmucken tief in meinem Inneren ignorierte ich perfekt.

Ganz andere Dinge hatten in meinem Leben erste Priorität. Die Suche nach "Mr. Right"! Via Internet. Du darfst mir glauben, dass diese Fahndung mir so manch lustigen Abend bereitete.
Z. B. wenn die Jungs mir über die Schulter schauten und wir über das eine oder andere Bild von etwaigen Herren "staunten". Ebenso waren die Mail-Kontakte, die sich daraus ergaben, durchaus witzig und kurzweilig.

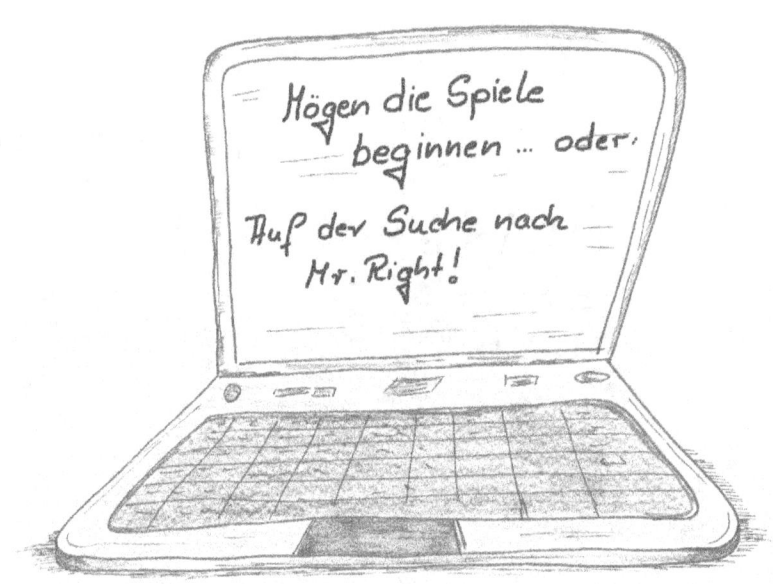

Auf ein, zwei Treffen mit einem auf diesem Weg gefundenen männlichen „Exemplar" meiner Gattung, ließ ich mich ein. Das ging aber wieder alles dermaßen in Richtung "Nee, nee! Lass mal lieber!", dass ich die Nase schlussendlich gestrichen voll hatte von den Herren der Schöpfung. Kurzerhand ging ich also wieder "offline".

Aber, ...
Ich muss gestehen, dass mir ein sehr netter Mailkontakt nicht aus dem Kopf ging. Und einfach, um noch mal nachzuschauen, ob „er" noch in der Single-Börse zu finden war, schaltete ich meinen Account nach ein paar Wochen kurzfristig wieder frei. Der Rest ist quasi "Geschichte", denn ich lernte so meinen jetzigen Lebensgefährten kennen. Wie das alles so war, nun, vielleicht erzähle ich dir das später einmal. Eines sei aber an dieser Stelle gesagt, muss an dieser Stelle gesagt werden. Ich wusste damals, dass mit diesem Mann etwas "anders" werden würde. Es waren eben starke Gefühle im Spiel.

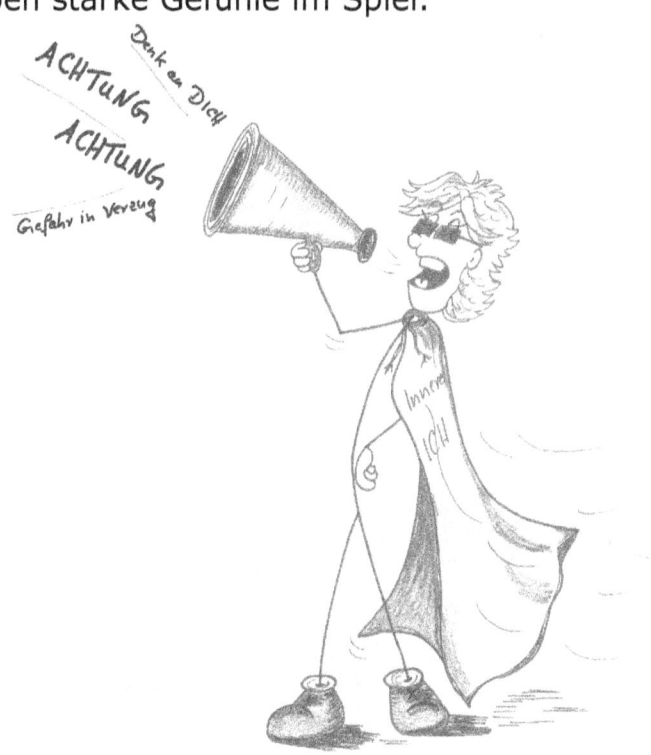

Und eine Stimme in mir sagte immer lauter: denk an dich! Kümmere dich um dich! Kläre alte Dinge! Irgendwann konnte ich das nicht mehr ignorieren. So entschloss ich mich, bevor es wirklich ernst mit diesem Mann werden würde, endlich meinen Lymphknoten, der mich zu diesem Zeitpunkt wirklich schon sehr störte, loszuwerden. Ich ging also zu meinem Hausarzt, der mich noch mal untersuchte, mir Mut machte und beruhigte. Mit einer Überweisung zum Chirurgen und dem festen Entschluss, mich dieses „Dings" endlich zu entledigen, verließ ich die Praxis.

Ich nahm direkt all meinen Mut zusammen und holte mir umgehend einen Termin beim Chirurgen. Dann stand fest, der 10. Dezember 2009 sollte es sein.

Welch schicksalhafter Tag dies in meinem Leben werden sollte, wie sehr sich mein Leben nach diesem 10. Dezember ändern würde, … ich hatte keine Ahnung! Und selbst wenn ich eine Ahnung gehabt hätte, das Ausmaß der Veränderung hätte ich mir niemals „erträumen" lassen.

Und da gehst du, vermeintlich unbekümmert, durch dein Leben und plötzlich, wie ein Donnerschlag, ist wieder nichts mehr, wie es war …

Ganz plötzlich ist das Leben dunkel: Auftritt Graus, die 2te

Kapitel 10

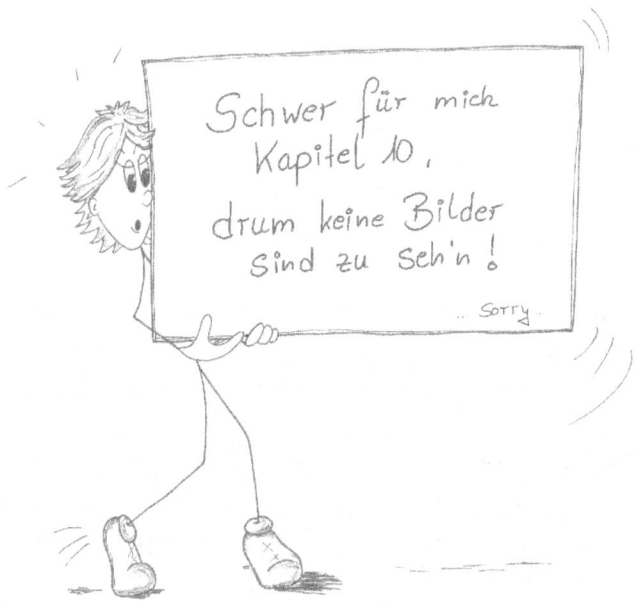

Tja, der 10. Dezember 2009.

Bei der Arbeit hatte ich den Tag gut vorbereitet. Alles, was terminlich wichtig war, hatte ich erledigt, manches schon vorbereitet, Arbeiten, die noch gemacht werden mussten, an Kollegen verteilt. Alles im Griff also. Ein Kollege sagte mir am 9.12. noch: "Na, das hat ja noch Zeit! Kannst du mir doch geben, wenn du in spätestens 8 Tagen wieder da bist!" Worauf ich nur antwortete: "Ach, weißt du, man kann nie so genau wissen, wie lange so eine Wundheilung dauert! Kann ja immer mal was sein!! So hast du den Vorgang auf dem Tisch, da kann nichts anbrennen!"
Wieder so eine Vorahnung?

Mit dem Gefühl, alles Notwendige erledigt zu haben, ging ich an diesem Tag in den Feierabend.

Meine neue Liebe, der "super nette e-Mail-Kontakt", musste zu dieser Zeit gerade dringend nach Frankreich, ein paar Dinge bezüglich des Nachlasses seines verstorbenen Bruders klären. Er wäre wirklich gern bei mir gewesen. Allerdings war er wohl auch etwas schockiert, als ich ihm sagte, ich wolle mir einen Lymphknoten entfernen lassen, der ein wenig "rum muckerte". Natürlich hatte ich ihm von meiner Erkrankung 1999 erzählt. Doch ich beruhigte ihn (und auch mich), indem ich ihm sagte, dies müsste einfach nur aus dem Grunde sein, weil der Knoten mich zu stören begann. Ebenso erklärte ich, dass einfach das Gefühl, ich müsse diese Sache endlich klären, immer größer wurde. Auch ihm zuliebe. Es wäre ja auch keine große Sache! Dies hatten schließlich auch die Ärzte gesagt. Alles ambulant und schnell, schnipp schnapp, weg den Knoten, ein paar Tage Ruhe und fertig ist „die Laube". Somit fuhr Uwe dann beruhigt in Richtung Frankreich.

Zugegeben: die Voruntersuchung beim Chirurgen hatte mir einen kleinen Stich versetzt. Ich hatte dem Arzt erklärt, warum ich den Knoten JETZT weg haben wollte. Dass bei mir alles in Ordnung sei, alle Blutwerte bestens, ebenso mein körperliches Befinden. Heute weiß ich, dass er mich ein wenig zweifelnd ansah. Beim Ultraschall erklärte er mir dann, dass in dem Lymphknoten etwas Verkapseltes sei. Und Flüssigkeit. Aber wenn etwas verkapselt sei, dann wäre das pauschal schon mal sehr gut. Auf die Frage, ob ich mir jetzt Sorgen machen müsse, sagte er, zunächst mal nicht. So etwas käme durchaus vor. Es wäre ja schließlich auch die Aufgabe von Lymphknoten, „Eindringlinge" zu eliminieren. „Leicht beruhigt" verließ ich die Praxis. Entschärfte meine sorgenvollen Gedanken, in dem ich mir vorbetete, dass ich mich ja total fit fühlte, immer brav zu meinen Vorsorgeuntersuchungen gegangen war und immer alle Ergebnisse bestens gewesen waren. Trotzdem konnte ich die aufkeimende Angst nur schwer in Schacht halten.

Am Vorabend dieses schicksalhaften Tages, dem 09.12.2009, traf ich mich mit meinen langjährigen Freundinnen zu unserem "Hühnerstammtisch" auf dem Weihnachtsmarkt. Die „Mädels" wollten natürlich alles über den neuen Mann in meinem Leben wissen, wir lachten, scherzten, tranken Glühwein. Da ich ja am nächsten Morgen meinen kleinen Eingriff haben würde, hielt ich mich mit dem Glühwein natürlich etwas zurück. Und auch auf die Fragen meiner besorgten Freundinnen ob der Ereignisse des nächsten Tages, beruhigte ich sie: "Ich lasse den Lymphknoten ja nur wegmachen, weil es mich ein wenig stört und ich das Gefühl habe, es MUSS jetzt sein! Weil mit Uwe wird, glaube ich, alles anders und von daher: weg damit. Meine diversen Ärzte haben ja auch gesagt, ich bräuchte mir keine Gedanken machen!" Damit war das Thema durch und wir genossen allesamt diesen schönen Abend, jedoch irgendwie in Begleitung einer sorgenvollen Aura.

Dann war es soweit. Der Morgen des 10.12.2009 brach an. Meine Eltern begleiteten mich in die Praxis des Chirurgen. Alleine wäre das undenkbar für mich gewesen. Wie du dir denken kannst, war ich sehr angespannt und ziemlich aufgeregt. Das war ja auch kein Wunder. Ein Eingriff, egal welcher Art, hat wohl niemand gern. Ich erinnere mich noch, wie ich mit meiner Mutter im Wartezimmer saß und unruhig wartete. Das Nächste, was ich noch weiß ist, dass ich mich auf die Liege legte und zu dem Chirurgen sagte, er solle gut auf mich aufpassen, ich würde noch gebraucht werden. Um mich herum waren viele Menschen in grünen Kitteln, das hab ich heute noch vor Augen. Dann fiel ich in Narkose.

Als ich wieder wach wurde, schob man mich gerade in den Aufwachraum, in dem meine Mutter auf mich wartete. Alles war soweit gut gelaufen, sagte der Doktor uns, ich müsse eine Stunde liegen bleiben und dürfe dann nach Hause. Der Lymphknoten würde, wie schon erwartet, eingeschickt werden.

Die Wunde zwickte und zwackte ziemlich doll. Ich wollte schnell nach Hause, wollte auch unbedingt meinen Uwe anrufen, dass ich es überstanden hatte. Nun sollte doch ein ganz neuer Lebensabschnitt beginnen ... wie wahr!! Oh ja, es würde ein ganz neuer Lebensabschnitt beginnen. Doch das ahnte ich an dieser Stelle nicht.

Mir ging es relativ schnell wieder gut. Alle meine Männchen waren aktiviert und arbeiteten wieder sehr fleißig und gut. Oberst Leuko hatte alles im Griff. Nach ein, zwei Tagen war ich schon wieder "relativ" beweglich. Mein Liebster war auch wieder in deutschen Landen. Alles gut also, alles schön. Es war geschafft. Der dumme Knoten war endlich weg! Ich wartete zwar noch auf das Ergebnis der pathologischen Untersuchung, doch, wenn das so lange dauert mit der Benachrichtigung, ist das ja gutes Zeichen, denn bei „Gefahr in Verzug" musste man doch schließlich sofort handeln. So dachte ich. So hoffte ich. Außerdem hatte ich andere aufregende Dinge im Kopf. Der 17.Geburtstag meines großen Sohnes stand gerade "vor der Tür". Uwe sollte das erste Mal "offiziell" auf meine Familie treffen. Wir kannten uns schließlich erst seit ein paar Wochen, waren offiziell "zusammen" seit nun ziemlich genau 6 Wochen. Zeit also für die Familien-Einführung!!

Ich beschloss also, meinen Eltern von meinem neuen Glück, dem neuen Mann in meinem Leben, zu erzählen. Würden sie ihn doch nun bald kennenlernen. Es war gut eine Woche nach dem Eingriff. Ich war noch krank geschrieben. Zunächst fuhr ich einkaufen und dann machte ich mich auf den Weg zu meinen "Oldies". Es war um die Mittagszeit. Ein ganz normaler, trockener, kühler Wintertag. Die Farben draußen leicht grau, aber nicht schlimm, kein nasskaltes Schmuddelwetter. Wäre mir auch egal gewesen. Meine Stimmung war ja bestens!! Ich war frisch verliebt und glücklich. Ich hätte die ganze Welt umarmen können. War mir nach so langer Zeit denn nun mein "Traumprinz" via Internet über den Weg gelaufen?? Es schien so!! Frohen Mutes traf ich also bei meinen Eltern ein. Wir sprachen erst über dies und das. Dann sagte ich: "Papa, Mama! Ich habe da jemanden kennengelernt ... und das ist irgendwie jemand besonderes. Und ihr werdet ihn an Niklas Geburtstag kennenlernen!" Strahlend drückte ich meinem Papa einen Kuss auf die Wange. Fröhlich wollte ich gerade ein paar Einzelheiten preisgeben, da klingelte mein Handy.

Lachend ging ich ran. "Hagemeier!?" "Guten Tag, Frau Hagemeier! Hier Dr. Schneidt. Der pathologische Befund ihres Lymphknotens ist heute eingetroffen!" Ich setzte mich auf das Sofa meiner Eltern mit Blick aus dem Fenster. "Ja?" fragte ich in höchster Alarmbereitschaft. Alle Warnsysteme in meinem Kopf schrillten laut. Alle „Lämpchen" sprangen auf ROT.
Kennst du diese digitale Stimme, die in Katastrophenfilmen immer „Achtung! Achtung! ... Achtung! Achtung!" plärrt? Die war in meinem Kopf!! "Frau Hagemeier", fuhr der Arzt fort, "ich muss ihnen leider die Mitteilung machen, dass in ihrem Lymphknoten eine Metastase des Ovarialkarzinoms gefunden wurde. Es verhält sich so, dass ..." Die Stimme an meinem Ohr wurde immer leiser und drang nicht mehr bis zu meinem Hirn vor. Ich starrte nach draußen und es gingen mir tausende Gedanken in Bruchteilen einer Sekunde durch den Kopf. Welche?

Ich weiß es nicht mehr. Kurz gesagt beinhalteten sie alle den gleichen stummen Schrei:

"NEEEEEIIIINNN! Das kann nicht sein!"

Ich starrte aus dem Fenster, in den kalten Wintertag. Es fuhren Autos vorbei. Passanten gingen vorüber. All das nahm ich schallgedämpft wahr. Und dann wurde es dunkel um mich herum.

Wie aus einem bösen Traum erwachend kam ich zurück aus meiner Ohnmacht in die Wirklichkeit. Meine Eltern beugten sich aufgeregt über mich, riefen meinen Namen. Mein Vater hatte mein Handy am Ohr und erklärte dem Arzt, dass ich gerade ohnmächtig geworden sei und auf dem Sofa lag. Langsam kam ich zurück in die Realität. Und mit Macht traf mich die Bedeutung der eben gehörten Worte: Der grässliche Graus war wieder da! Ganz leise, ohne großartig auf sich aufmerksam zu machen, war er wieder zurück. Er hatte sich wieder in mein Leben geschlichen. Einfach so. Wie in Trance nahm ich meinem aufgeregten Vater den Hörer aus der Hand. Entsetzen war meinen Eltern ins Gesicht geschrieben.
Wie ferngesteuert begann ich mit dem Arzt zu sprechen. "Ja, ich habe verstanden!" "Es tut mir schrecklich leid!", sagte dieser tolle Arzt, der es wagte, mir so eine Schreckensnachricht via Handy zu übermitteln. Nicht auszudenken, was passiert wäre, wenn ich in dem Moment nicht gerade bei meinen Eltern auf dem Sofa gesessen hätte!!! Die nachfolgenden Erlebnisse sind wieder – wohlweißlich – von meinem Gehirn in "Watte" gepackt. Ich weiß noch, dass ich unbedingt mit meinem Hausarzt sprechen wollte. Unglücklicherweise war es ein Mittwoch. Ab mittags war er nicht zu erreichen. So rief ich meinen langjährigen Frauenarzt an. Ihn erreichte ich zum Glück.

In kurzen Worten schilderte ich Dr. A., worum es ging. Auch er war fassungslos und fragte, ob er mich gleich zurückrufen könne, er habe gerade noch Patienten, würde sich aber gleich bei mir melden. Matt stimmte ich zu. Meine Gedanken überschlugen sich. Krebs, wieder da. Glückliche Zukunft? Von einer Sekunde auf die andere weggewischt. Ich musste Uwe anrufen. Musste ihm sagen, dass es leider eine "Planänderung" in meinem Leben gab und dass er jetzt wohl besser das Weite suchen solle, da von "wir haben eine wundervolle gemeinsame Zukunft" von jetzt auf gleich nichts mehr übriggeblieben war. Wenn ich heute an diese Nachmittag denke und ich muss sagen, mein Herz schlägt bis zum Hals, Tränen brennen in den Augen, ich spüre einen Druck auf der Brust, dann ist es so, wie man es aus Filmen kennt: Ich sitze auf dem Sofa bei meinen Eltern und die Realität rennt rasend an mir vorbei. Ich befinde mich quasi in einer Zeitkapsel und alles andere rennt an mir vorbei. Meine Vergangenheit, die Gegenwart und die Zukunft.

Als ich Uwe erreichte und ihm unter Tränen sagte, was los war, sagte er nur: "Wo bist du? Bei deinen Eltern? Gut, bleibe da, ich komme da hin!" Zwischenzeitlich hatten meine Eltern, völlig überfordert mit der Situation, die Armen, meinen Bruder benachrichtigt und gebeten zu kommen.
Kurz darauf war Thomas dann auch da und versuchte, uns alle zu beruhigen. Mittlerweile hatte sich auch mein Frauenarzt gemeldet. Er war wirklich fassungslos und genauso vor den Kopf gestoßen wie wir. "Das gibt es doch gar nicht, Frau Hagemeier!", sagte er, selbst sehr betroffen. "Ich habe zwischenzeitlich mit einer Kollegin telefoniert, einer sehr guten Onkologin. Da können sie gleich hinkommen, ich habe einen Termin für sie gemacht, Frau Hagemeier. Ist das in Ordnung?" "Ja, natürlich. Danke, Herr Doktor!" So oder so ähnlich antwortete ich. "Und dann melden Sie sich bei mir, bitte.", mit diesen Worten verabschiedete sich der Gynäkologe von mir.

Zwischenzeitlich war Uwe gekommen. Meine Eltern und er hatten sich ja noch nie gesehen. Und nun lernten sie sich unter solchen Umständen kennen. Und so absurd es ist: Uwe, mein rettender Anker, kam mit einem Strauß Blumen für meine Mutter in den Händen zur Tür hinein und stellte sich in bester Manier erstmal bei meinen Eltern vor. "Wir haben uns ja leider noch nicht kennengelernt und beim ersten Treffen mit den Eltern seiner Freundin soll man ja einen guten Eindruck hinterlassen!" Mit einem Lächeln begrüßte er so meine positiv fassungslosen Eltern. Alle, auch mein Bruder, empfingen ihn mit einer herzlichen Umarmung. Keine Ahnung, wie lange wir dann noch bei meinen Eltern waren. Das Nächste, woran ich mich erinnere ist, dass Uwe und ich zu der Onkologin gefahren sind und Thomas mir versprach, sich um die beiden Jungs zu kümmern.

Ferngesteuert. Ich funktionierte wie ferngesteuert. Der Verstand hatte alle Schutzmechanismen angeschaltet, ließ die mit Wucht auf mich einstürmenden Konsequenzen der soeben erhaltenen Diagnose, gar nicht bis in die Tiefen meines Bewusstseins vordringen. Wie im falschen Film, so unwirklich, betrat ich die onkologische Praxis, mit Uwe an meiner Seite. Die Onkologin begrüßte uns sehr freundlich und hörte sich meinen Bericht, mit ungläubigen Blicken, weil ja eine vermeintlich absolut gesund ausschauende Frau ihr gegenüber saß, an.

Sie stellte ein paar Fragen und untersuchte mich anschließend. Ich erinnere mich, dass sie alles abtastete, und den Bauchbefund als unauffällig einstufte. "Und Sie sehen ja auch absolut gesund aus, Frau Hagemeier!", sagte sie und schaute mich fast ungläubig an. „Wir werden der Sache ganz genau auf den Grund gehen. Ich werde sämtliche Berichte anfordern und mache sofort einen MRT-Termin für Sie! Ganz schnell, Sie Arme! Und dann sehen wir uns wieder und besprechen alles Weitere! Wir bekommen das schon hin! So frisch verliebt, Sie Zwei! Herzig! Und dann so etwas!"

Keine Ahnung, wie lange wir in der der Praxis waren. Keine Ahnung, was sonst noch so besprochen wurde. Eines war mir jedoch sehr klar: mein bisheriges Leben, welches ich doch gerade erst neu gestartet hatte, war in der angedachten Form vorbei. Ende! Vielleicht schon bald ganz vorbei? Die Angst um mein Leben war wieder voll da! Der grässliche Graus hatte wieder die Oberhand gewonnen. Wahrscheinlich saß er Hände reibend und feixend auf seinem Thron und feierte ein Fest!! Auf dem Parkplatz der Praxis brach ich weinend und schluchzend in Uwes Armen zusammen. Er hielt mich fest und versuchte mich zu trösten. Unter Tränen sagte ich zu ihm: "Die Sache ist nun doch nicht mal eben "vorbei". Das wird wohl länger dauern und ein harter Weg. Wenn du diesen Weg nicht mit mir gehen kannst, kann ich das verstehen. Du hast jetzt die Möglichkeit zu gehen…!" Schließlich ahnte ich, was alles auf mich, auf uns zukommen würde. All die Untersuchungen. Die Medikationen. Der Kummer. Alles wie schon gehabt.

Uwe sah mich lange an und sagte dann ganz sanft und zärtlich: "Wann und wohin ich gehe, lass mal meine Entscheidung sein. Ich bleibe hier, es sei denn, du willst mich nicht an deiner Seite haben und schickst mich fort!" Natürlich würde ich ihn nicht fortschicken!! Immer noch weinend fiel ich ihm um den Hals und fühlte mich unglaublich sicher in seinen Armen. Ich kann ihm gar nicht genug danken, dass er damals bei mir blieb!! Mein Fels in der Brandung. Mein Rettungsanker, an dem ich mich festhalten konnte, wenn ich drohte im Strudel der Ängste und Zweifel zu versinken.

Nachdem wir eine Weile in dieser Umarmung verharrt hatten, lösten wir uns langsam voneinander und gingen zum Auto. Eine schwere Sache stand mir nun noch bevor: ich musste meinen Kindern von der erneuten Schreckensmeldung berichten. Furchtbar. Schon wieder mussten diese Beiden eine solche Nachricht verkraften. Der Gedanke daran zerriss mir mein Herz. Als Uwe und ich bei mir zu Hause ankamen, war jedoch mein Bruder schon bei Niklas und Marcel und hatte ihnen alles erzählt und erklärt, sie beruhigt. Dies beiden Süßen empfingen mich, umarmten mich und sagten zu mir: "Mama, alles wird gut. Thomas hat es uns erklärt und wir wissen, du schaffst das! Alles wird gut!" Sie nahmen mich in den Arm und trösteten mich.

Meine wunderbaren, fantastischen Söhne. War es doch eigentlich meine Aufgabe, sie vor allem zu beschützen und sie zu trösten!! Nun versuchten sie stark zu sein und ihrem "Häufchen Elend" von Mama Zuversicht zu geben.

Ich habe euch so lieb, meine Süßen!! Und ich bin so dankbar, dass das Leben mir euch zwei geschenkt hat! Ihr seid wirklich das Kostbarste, was es für mich auf dieser Welt gibt. Und ich bin so stolz auf euch!!

Danke, für meine wunderbaren Söhne!

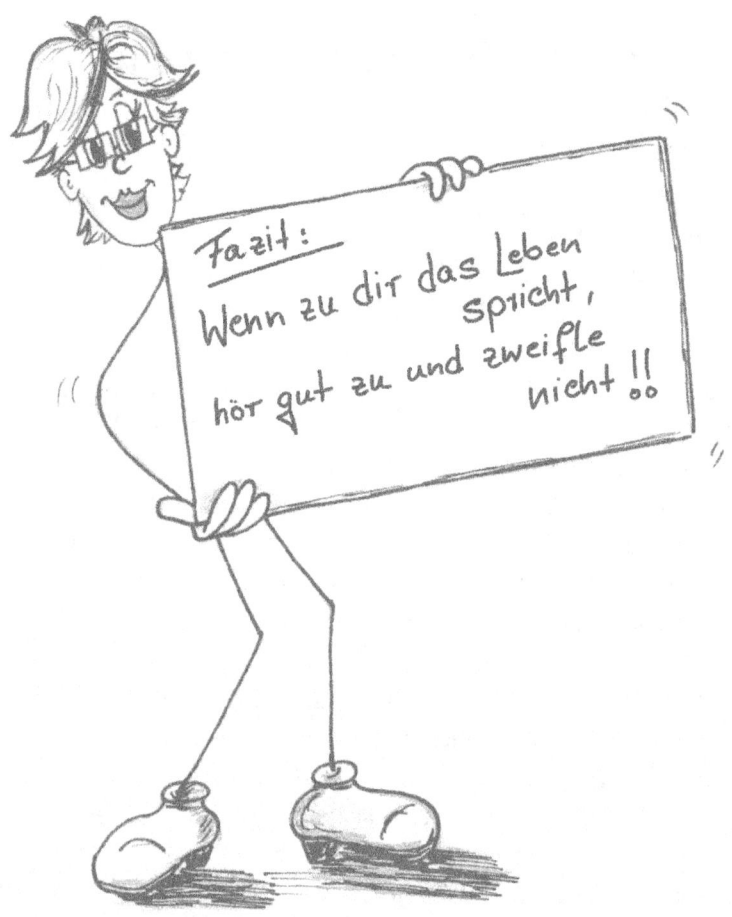

Höre genau zu, wenn das Leben dir etwas sagen will. Nimm die Zeichen, die es dir gibt, als Wegweiser an. Siehe hin, höre hin, lerne aus all deinen Erfahrungen und mache nicht die gleichen Fehler noch einmal!

Von Ärzten in Erklärungsnöten und der Kraft der Liebe
Kapitel 11

Siehe hin, höre hin! Lerne aus dem, was du in deinem Leben erlebst und mache die gleichen Fehler nicht noch einmal ...! Genau dies tue ich gerade jetzt in diesem Moment. Ich muss ehrlicherweise gestehen, dass mich das Schreiben des Kapitels 10 doch sehr aus den Socken gekickt hat. Wenn mir bis dato das Schreiben der vorherigen Kapitel nichts ausmachte bzw. mir relativ leicht fiel, so war es doch mit Kapitel 10 etwas ganz anderes. Wenn ich auch dachte, ich habe meine Ängste gut im Griff, holen sie mich jetzt – anders als zuvor, aber doch in höchst unangenehmer Weise – wieder ein.

Mein Körper zeigte mir ganz deutlich, dass es sehr wohl ein Unterschied ist, ob man eine Sache 13 Jahre lang verarbeitet hat, oder "nur" 3 Jahre. In der Woche nach Kapitel 10 habe ich auch ernsthaft überlegt, ob es überhaupt gut war, diese für mich sehr traumatischen Erfahrungen der 2ten Diagnose noch mal zu durchleben.

Denn nachdem ich das Kapitel fertig hatte, holten mich meine Ängste ein. Plötzlich war alles wieder sehr körperlich zu spüren. Die Angst. Diese Ohnmacht. Ich wachte am nächsten Morgen auf, lag in meinem Bett und fühlte diesen Druck auf meiner Brust. Ich hatte das Gefühl, die Wände kommen immer näher auf mich zu, mein Kreislauf raste, der kalte Schweiß stand mir auf der Stirn. Alle Ängste, von denen ich dachte, ich wäre sie los, nahmen mich wieder gefangen. Die Tränen liefen, ich hatte das Gefühl, wenn ich mich aus meinem Bett bewege, gewinnt der grässliche Graus wieder die Oberhand in meinem Leben. Die Gedanken rasten in meinem Kopf.

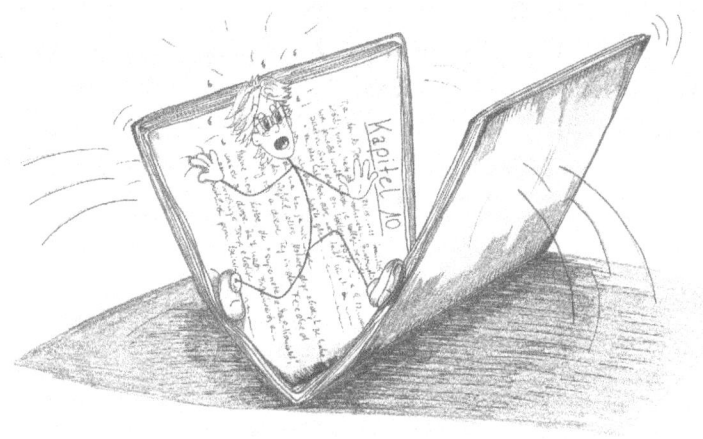

"Wie konntest du dir das nur antun?", fragte ich mich verzweifelt und hätte mich selbst am liebsten geschüttelt. Wie konnte ich mir selbst quasi mit dem Messer in eine ganz frisch vernarbte Wunde stechen und ein wenig drin rumbohren?? Masochistisch bin ich doch eigentlich gar nicht veranlagt!! Nach einem langen, beruhigenden Telefonat mit meinem Uwe schaffte ich es dann doch aufzustehen. Und nachdem ich mit einer lieben Freundin, Verena B., gesprochen hatte, sie arbeitet seit Jahren unter anderem als Heilmedium, ging es mir langsam besser. Auch sie beruhigte mich und versicherte mir, dass ich mit dem Schreiben meiner gemachten Erfahrungen keineswegs „Die Geister, die ich rief" heraufbeschwor, also den grässlichen Graus.

Das Gegenteil sei der Fall, ich hätte dadurch die Chance, die Vergangenheit letztendlich komplett aufzuarbeiten und los zu lassen. Sie versicherte mir auch, dass mein Unterbewusstsein sehr wohl genau wisse, dass meine Gefühle durch das Schreiben des Buches in Wallungen geraten waren und nicht durch real Erlebtes, ich bräuchte mir keine Sorgen machen.

Dies beruhigte mich wirklich sehr. Danke, Verena. Trotzdem brauchte ich eine Woche, um mich von diesem Kapitel 10 zu erholen. Ich war wirklich sehr durcheinander, meine Konzentrationsfähigkeit war gleich Null und ich war etwas „konfus" in allem was ich tat. Zum Ende der Woche, ich hatte das Kapitel an einem Montag geschrieben, fasste ich dann den Entschluss: „So nicht! Die Vergangenheit lullt mich nicht wieder in diesen grauen Schleier!"

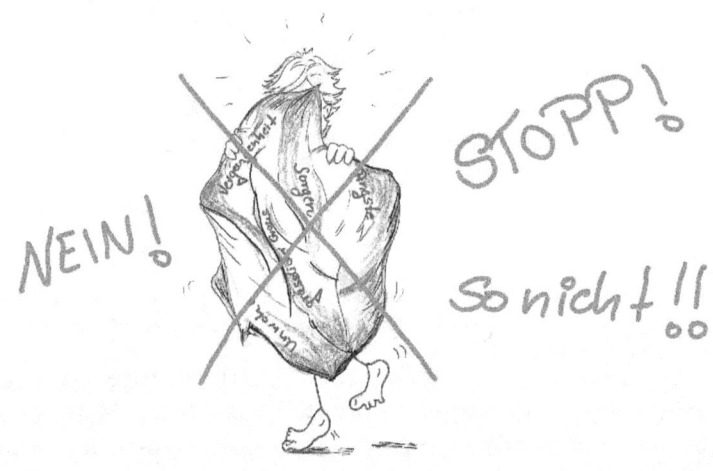

Und irgendwie schwebte auch Kapitel 10 „ungut" über mir. Schluss damit! Mein Bauchgefühl sagte mir ganz deutlich, dass ich weiterschreiben sollte, um damit auch dem Inhalt dieses unseligen Kapitels die negative Kraft zu nehmen. Es loszulassen!! Denn es ist wie es ist. All das gehörte ja zu mir, zu meinem Leben. Und Fakt ist auch, dass ich ohne diese Vergangenheit niemals so zu mir gefunden hätte, wie ich es jetzt, heute, habe. Ich hätte niemals angefangen, Kurzgeschichten zu schreiben, Strichmännchen namens "Anomis" zu zeichnen oder die Welt so optimistisch zu sehen, wie ich es jetzt – im Regelfall – tue.

So haben mich meine Ängste und die dadurch entstandenen körperlichen Beschwerden letztendlich nur darin bestärkt: Ich will dieses Buch schreiben! Ich will dieses Buch zu Ende bringen! Denn ich werde es keinesfalls mittendrin, und schon gar nicht mit Kapitel 10, enden lassen.

Ergo: allen Mut zusammen genommen, nochmals aufmunternde, tröstende und motivierende Worte "eingeholt" und ran an den Schreibtisch.

Weiter geht es folglich mit dem „eigentlichen" Kapitel 11.

Nach dem 10. Dezember bzw. eine knappe Woche später, gab es also wieder ein Leben "nach Diagnose". Und alles in meinem Leben war mal wieder anders. Und es war auch ganz anders als nach der ersten Diagnose. Denn wenn ich damals, 1999, auf irgendeine unbestimmte Art wusste, dass ich krank war, so hatte ich 2009 dieses Gefühl nicht. Zumindest war es bis zu diesem Zeitpunkt noch nicht an die Oberfläche meines Bewusstseins gedrungen. Diesmal riss es mich jäh aus meinem Leben. Aus meinem Berufsleben und aus meinem Privatleben, das sich ja nun gerade mal seit 6 Wochen, mit einer neuen Liebe „am Start", so positiv angefühlt hatte.

Und genau dieses Gefühl war es dann auch, welches mich diese entsetzliche Zeit einigermaßen fröhlich bewerkstelligen ließ. Denn Uwe hatte es sich jetzt zur Aufgabe gemacht, mich zu unterstützen und vor allem aufzumuntern. Auf wunderbare, liebevolle Weise, mit kleinen Liebesbriefchen, langen Telefonaten, Ausflügen durch die verschneite Winterlandschaft und dem erklärten Ziel, mich mindestens einmal am Tag zum Lachen zu bringen. Was er auch meistens schaffte. Ich denke, das kostete ihn mehr als nur einmal unglaubliche Kraft.

Denn die ersten Wochen nach dem Tag X waren wirklich grauenhaft für mich. Kein Arzt wusste so recht, wie das alles sein konnte. Wieso da auf einmal eine Metastase war, nach so langer Zeit. Im Grunde war ich doch "pumperlgesund", beschwerdefrei. Sie schickten mich von einer Untersuchung zur anderen.

Immer (Gott sei Dank!!!) mit dem gleichen Ergebnis: mein Körper, meine ganzen Organe, waren ohne Befund. Außer ein Bereich in der linken Leiste, eben dort, wo der Lymphknoten gesessen hatte.

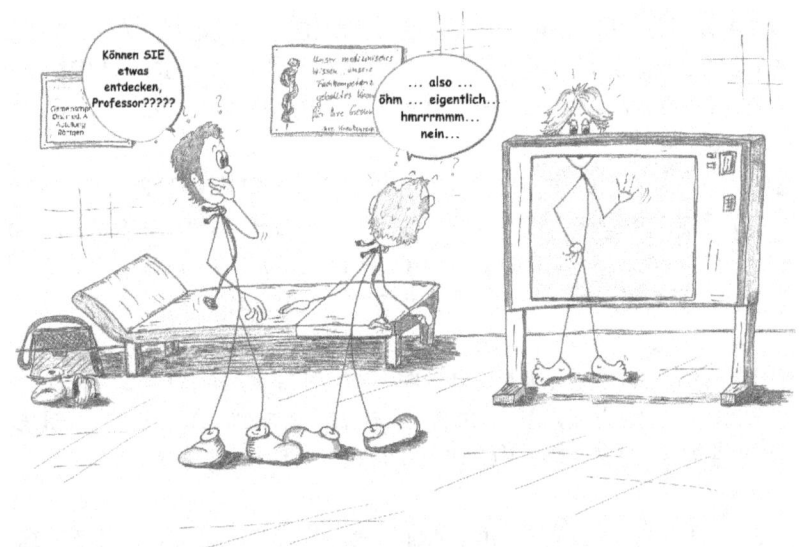

Immer hieß es nur: die Untersuchung hat nichts ergeben, wir müssen weitere Untersuchungen machen. Wochenlang. Am allerschlimmsten war für mich das Warten auf das PET-CT. Die Positronen-Emissions-Tomographie, ein bildgebendes Verfahren der Nuklearmedizin, das Schnittbilder von lebenden Organismen erzeugt, indem es die Verteilung einer schwach radioaktiv markierten Substanz (mal wieder!!!) im Organismus sichtbar macht und damit biochemische und physiologische Funktionen abbildet. (Danke Wikipedia!!)

Für diese Untersuchung musste ich in die Uni-Klinik Münster. Termine sind dort aber durchaus "rar" und so musste ich 3 lange Wochen auf diesen Termin warten.

Während dieser Phase saß ich quasi wie gelähmt auf meinem Sofa im Wohnzimmer und wartete, dass die Zeit umging.
Ich war unfähig, mein Leben mit "Normalität" zu füllen. Total ausgebremst, festgenagelt, … eben mal wieder wartend. Meine beiden Jungs und auch Uwe sowie auch meine restliche Familie, versuchten mich so gut wie eben möglich abzulenken.

Wie du dir denken kannst, war das ein fast hoffnungsloses Unterfangen. Ich kann wohl sagen, meine Psyche hat durch dieses wochenlange Warten einen heftigen "Knacks" wegbekommen.

Es traumatisierte mich. Keine Ahnung, was so alles in dieser Zeit passierte, mal davon abgesehen, dass Weihnachten gefeiert wurde.

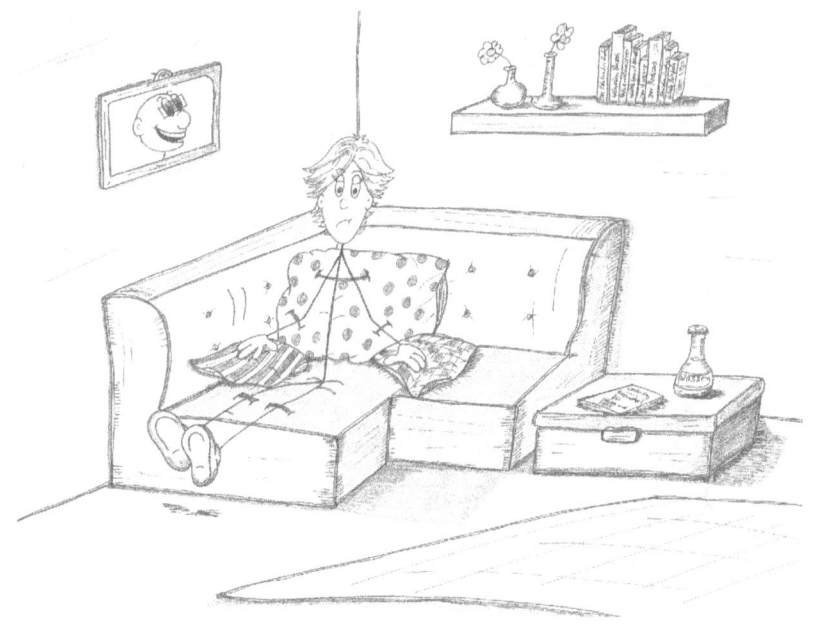

Auch an Silvester haben Uwe und ich es uns richtig gut gehen lassen, also zumindest versuchten wir, die "Sache" für einen Abend, eine Nacht, auszublenden. Es gelang uns ganz gut, wir feierten einen wirklich schönen Jahreswechsel – mit einem Hauch Melancholie. Dann endlich war es soweit! Der Tag der Pet-Untersuchung war da. Es war der 15. Januar 2010, ein Tag vor meinem 41. Geburtstag. Mir ging es schrecklich. Ich hatte so entsetzliche Angst. Tränen flossen ohne Unterlass. Was würde die Untersuchung ergeben.

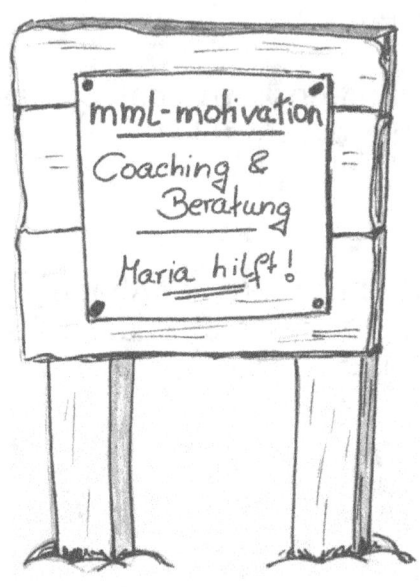

Ich hatte das dringende Bedürfnis mal mit jemandem "Unbeteiligtem" zu sprechen, der mir Mut machte. So hatte Uwe die wunderbare Idee, mich noch vor diesem Termin zu (nun "meiner") Maria zu bringen. Maria ist ihres Zeichens Stressmanagement-Trainerin. Und ich bin bis heute unendlich dankbar, dass sie mir durch diese schwere Zeit geholfen hat. Sie steht mir nach wie vor zur Seite, denn, wie anfänglich schon beschrieben, ist es niemals richtig vorbei. Die Angst bleibt bzw. schaut gelegentlich immer mal wieder vorbei: vordergründig oder – und das zum Glück mittlerweile überwiegend – im Hintergrund. Wenn ich mich recht erinnere, sprach ich bei diesem ersten Termin ca. 2 Stunden mit Maria, bevor Uwe und ich nach Münster fuhren. Dieses Gespräch vor dieser Untersuchung zu führen, hat mir wirklich so sehr geholfen und gut getan. Und auch Uwe an meiner Seite zu haben, das Ganze nicht allein durchstehen zu müssen, war unglaublich beruhigend für mich.

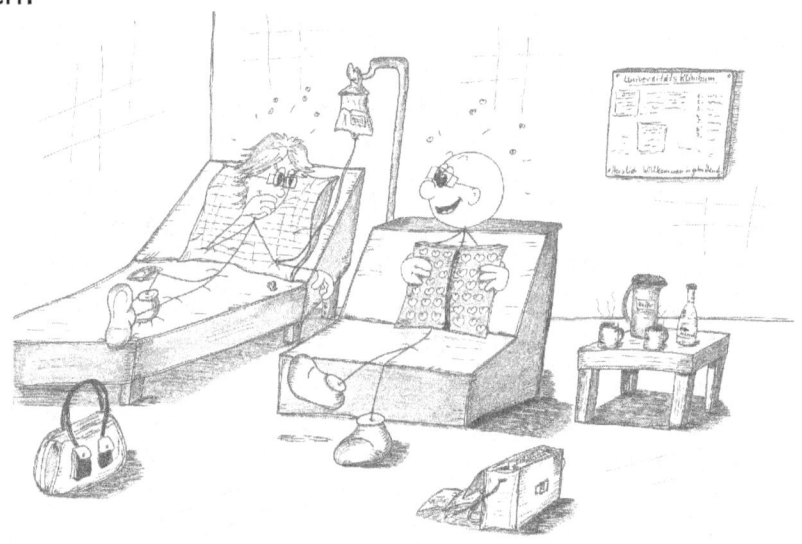

Er wich nicht von meiner Seite. Begleitete mich, hielt tröstend und stärkend meine Hand, im Wartezimmer, auch während ich meine Infusion bekam. Er las währenddessen in einem Buch, aus dem er mir auch immer wieder vorlas … Titel: „Wie man eine Feige isst", welches er mit Herzchenpapier „verhüllt" hatte. (Damit nicht gleich jeder ahnte, worum es in diesem Buch geht …!!). Nun, schließlich waren wir frisch verliebt und was „das" anging voller "Tatendrang". Und somit zauberte er auch in dieser, für mich beängstigenden und bedrohlichen Situation, ein Lächeln in mein Gesicht. Sogar während ich in der Röhre des Pet-CT´s lag, war Uwe bei mir. Er und ein kleines rotes Herz aus Stein, welches er mir geschenkt hatte.

Es ist bis heute ein wichtiger Begleiter in stressigen Situationen für mich. Wie ich das alles ohne Uwe geschafft hätte, ich weiß es heute nicht. Danke dir, mein Lieber! Ich weiß, wie schwer es auch für dich gewesen sein muss.

Also. Bei dem Pet-CT stellte man fest, dass alle Organe "frei" waren. Bis nach wie vor diese Stelle in der linken Leiste. Erklären konnte mir der zuständige Arzt in Münster dies auch nicht. "Man sieht, dass da irgendwas ist", sagte er. "Genaues kann ich Ihnen nicht sagen, da muss auf jeden Fall noch mal operativ eingegriffen werden!" Und wieder so eine schwammige Aussage, die keine richtige "Entwarnung" gab. Aber zumindest ein wenig. Fest stand auf jeden Fall: der grässliche Graus hatte keinen Besitz über meinen kompletten Körper erlangt! Eines kannst du dir sicher vorstellen: diese Zeit war einfach schlimm. Für mich. Für alle meine Lieben, die diese Zeit mit mir durchstehen mussten. Ich möchte gar nicht zu detailliert auf diese Wochen eingehen. Kurz gesagt: grauenvoll!!

Die nachfolgenden Behandlungen stellten sich wie folgt dar:

Ich wurde noch zweimal operiert. Zunächst stand fest, dass weitere Lymphknoten aus der Leiste entnommen werden sollten, zur Sicherheit. Weil die Ärzte anhand der bisherigen Befunde nicht genau sagen konnten, ob sich in den verbliebenen Knoten nicht auch noch entartete Zellen befanden. Die OP´s wurden dieses Mal im Krankenhaus vorgenommen.

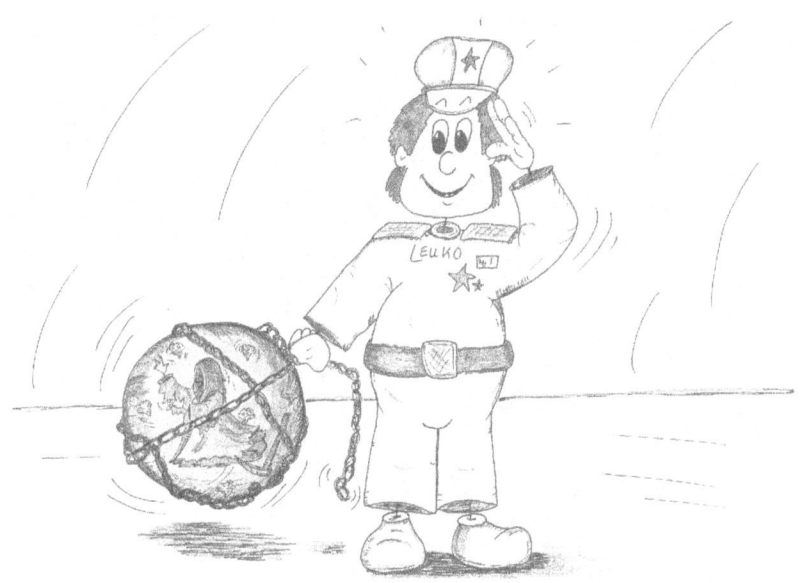

Der für mich zuständige Chirurg, ein sehr netter Arzt, war sehr zuversichtlich, dass er keine weiteren Metastasen finden würde und sprach mir Mut zu. "Ihr Immunsystem hat genau das gemacht, wofür es da ist! Es hat den "Eindringling" verkapselt und im Lymphknoten festgehalten. Also, keine Angst! Alles wird gut!" Endlich mal Worte, die mich aufbauten. Jedoch nur kurzfristig, leider!! Denn der pathologische Befund der Entnahme zeigte, dass die Lymphknoten zwar völlig frei waren, wie der Arzt ja auch vermutet hatte, dass allerdings das umliegende Gewebe, also die Haut und das Fleisch, infiltriert waren. Völlig ungewöhnlich für die Sorte "grässlichen Graus", die ich hatte. Im Gewebe hielt der sich normalerweise nicht auf. Wie konnte das nur alles sein???

Mein Hausarzt sagte mir später mal, dass es eigentlich nur dazu gekommen sein könne, weil dem Chirurgen der ersten OP ein "Fehler" unterlaufen war. Er könne es sich nur so erklären, dass der erste entnommene Lymphknoten während der OP "kaputt" gegangen war und so das umliegende Gewebe "verseucht" hatte. Ein Umstand, den man so aber nicht mehr beweisen könne. Na toll!!

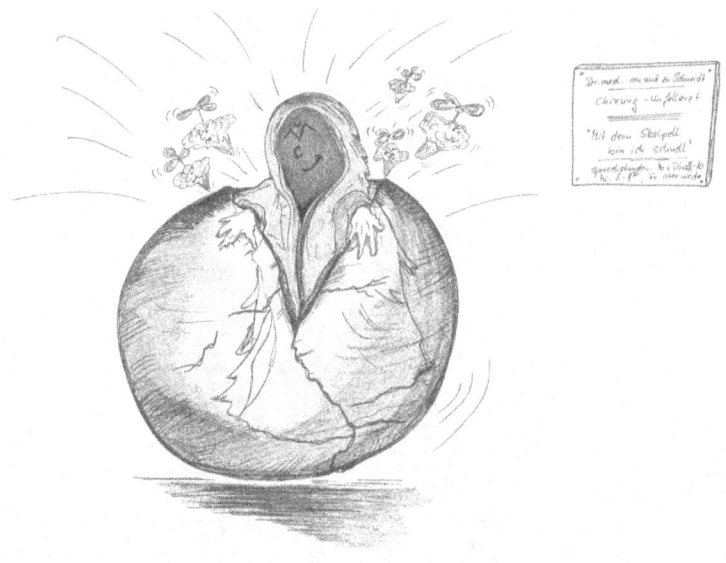

Tja, was soll ich sagen. Tatsache war, dass ich ein drittes Mal operiert werden musste. Denn, wie der Krankenhaus-Chirurg mir nach dem Befund der Untersuchung bedauernd mitteilte, hatte er nicht genug umliegendes Gewebe herausgeschnitten, so dass sich in den Wundrändern noch Krebszellen befänden. Da man nun aber soviel „Material" wegnehmen müsse, dass man die Wunde nicht mehr einfach "so" verschließen könne, bräuchte ich jetzt eine Transplantation von Muskelgewebe in meine Leiste. Schluck. Nun war es also von einer einfachen Entnahme eines verdickten Lymphknotens, über die Entdeckung einer verkapselten Metastase, hin zu einer Transplantation gekommen. Das ist schon ein bisschen "Stoff", was meine Seele da zu verarbeiten hatte. Ebenso meine Familie natürlich.

Klar war dann auch, dass ich, nachdem man bei der zweiten OP wieder Spuren vom grässlichen Graus gefunden hatte, eine Chemo-Therapie machen sollte. Bislang hatte ich mich mit Händen und Füßen dagegen gewehrt, hatte meiner Onkologin gesagt, dass ich das auf gar keinen Fall wolle. Ich wäre doch gesund, ich wüsste das. Doch am Ende überzeugte sie mich, doch lieber auf Nummer sicher zu gehen, auch wenn es den Anschein hatte, dass in meinem Körper keine Organe befallen wären und sich wohl auch keine weiteren Metastasen hatten festsetzen können. Nach langem Überlegen und Abwägen, entschied ich mich dann auch für eine Chemotherapie. Allein schon meiner Kinder wegen. Niemals würde ich es mir verzeihen können, nicht alles in meiner Macht stehende getan zu haben, um gesund zu bleiben.

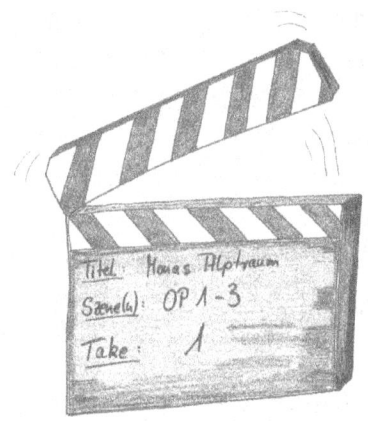

Also kam die 3. Operation: Kein Zuckerschlecken, wie du dir denken kannst. Mal "kurz" ein bisschen Muskel aus der Bauchdecke in die Leiste verpflanzt. Anschließend eine Woche strengste Bettruhe. Kein Aufstehen. Nur liegen, in korsettartige Bandagen gequetscht. … All die Dinge, die eine Ärztin Uwe und mir in dem Aufklärungsgespräch vor der OP mitgeteilt hatte, waren auch nicht zu verachten gewesen und hätten mich fast dazu bewegt, diese OP nicht zu machen. Letztendlich hatte ich aber ja gar keine andere Wahl, sonst wären die Krebszellen in meiner Leiste ja geblieben.

Die Konsequenzen aus dieser Operation sind folgende: ein tauber Oberschenkel und ein Lymphödem im linken Bein, was dauerhaft (wohl mein Leben lang) mit Lymphdrainage behandelt werden muss und immer wieder Nervenschmerzen im Bein. Ebenso bin ich durch das Ödem in meinem normalen Leben in einigen Dingen sehr eingeschränkt. Langes Sitzen, langes Stehen, viel Wärme … all das ist schlecht für mein Bein. Von den Schmerzen und dem ständigen Tragen eines (äußert wenig sexy anmutenden) Kompressionsstrumpfes mal ganz zu schweigen. Ebenso mal abgesehen von den entstandenen Narben, die meinen Bauch und meine Leiste zieren. Knapp 30 cm von unterhalb der Brust bis zum Schambein und eine gut handgroße Fläche, ähnlich der Form eines Auges, in der Leiste.

Alles in allem wirklich Dinge, die einen nicht gerade zu Freudensprüngen animieren! Doch auch hier entschied ich mich, wie damals vor 1999, die ganze Sache so positiv und fröhlich wie möglich zu schaffen. Ja, meine Grundeinstellung war wirklich positiv. Leben wollte ich, egal wie widrig die Umstände auch sein würden … doch von meiner Psyche war trotz dieser optimistischen Einstellung nur noch ein kleines, verschrecktes Etwas übrig geblieben. Ohne neurologischer sowie psychotherapeutischer Begleitung und der Unterstützung meiner Maria (Mental-Coach), hätte ich es definitiv nicht geschafft, mit all dem Erlebten so gut klar zu kommen. Einen wirklich riesigen Beitrag leistete aber auch Uwe, durch seine positive und mit Lebensfreude geladener Energie.

Auch meine Jungs gaben mir unglaublich viel Kraft. Sie glaubten an mich, zweifelten niemals an mir und meiner Kraft, gesund zu werden. Sie waren - und sind!! - einfach großartig. (Mama voller Stolz ist!!) Ein paar Tage nach meiner Entlassung aus dem Krankenhaus, folgte die erste Chemotherapie.6 Zyklen sollten es diesmal sein. Und klar war diesmal auch: ich würde meine Haare definitiv verlieren. Das war das Allerschrecklichste für mich, ganz ehrlich! Denn dass es auch diesmal ohne diesen herben Verlust vonstatten gehen würde, war nicht zu erwarten. Die Onkologin ließ diesbezüglich keine Option offen. Auch "verriet" sie mir, dass die Medikamente von damals niemals Haarausfall verursachen hätten können. Zooong!! Da hatte ich geglaubt, ICH hätte das seinerzeit allein geschafft … und nun erfuhr ich so was!! Das war natürlich weniger geschickt von der Onkologin gewesen. Diese Illusion hätte sie mir ja lassen können.

So kam dann der Tag der ersten Infusion. Anders als 1999 in einer Tagesklinik. Uwe, mein Fels in der Brandung, begleitete mich auch hierbei, wie bei jeder anderen Untersuchung bisher auch. 6 – 8 Stunden sollte die Infusion dauern. Wir richteten uns "häuslich" in der Kabine ein - Laptop, Lesestoff, Kissen - und dann ging es los. Obwohl alles anders war als damals, war es doch so unangenehm vertraut für mich. Und mit dem ersten Nadelpiek kullerten denn auch meine Tränen. Uwe hielt die ganze Zeit meine Hand und sprach mir Mut zu … dies tat er während jeder einzelnen Chemotherapie, die ich alle 3 Wochen über mich ergehen lassen musste. Und diese Nähe, dieser Beistand, die Liebe, gaben mir unglaublich viel Kraft, dies alles durchzustehen.

Zunächst vertrug ich die Chemo ganz gut. Aber irgendwann setzen mir die Nebenwirkungen und auch das Kortison ziemlich arg zu. Zum einen nahm ich dadurch recht schnell an Gewicht zu (fast 15 kg) und … natürlich fielen auch die Haare aus.

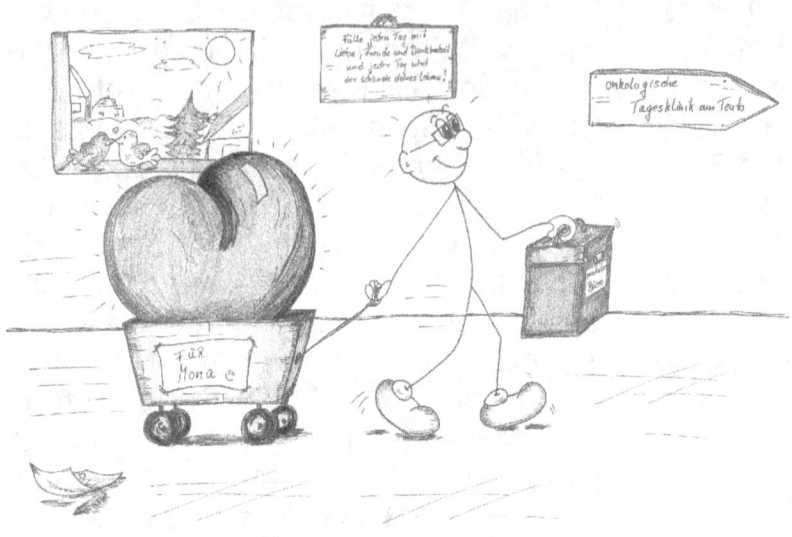

Vorsorglich hatte ich mir auch dieses Mal die Haare recht kurz schneiden lassen. Auch dieses Mal wollte ich „vorbereitet" sein und keine langen Haare - was relativ ist bei einer Kurzhaarfrisur – verlieren. Als ich einen Morgen beim Duschen bemerkte, dass viele Haare den Abfluss herunter gespült wurden und meine Hände voller Haare waren, als ich danach griff, fackelte ich nicht lange. Direkt schnappte ich mir die Haarschneidemaschine und rasierte mir den Kopf – laut schluchzend. Eine Perücke, eine wirklich tolle Perücke, die fast so aussah, wie meine vorherige Frisur, hatte ich ja schon. Und ohne diese „Zweitfrisur", oder ein Tuch auf dem Kopf, sah mich niemand.

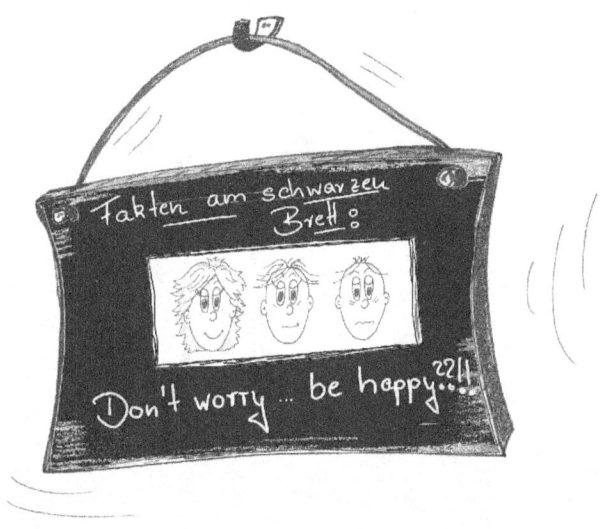

Außer meine Jungs. Zu sehr schämte ich mich. Auch vor Uwe. Fand ich mich doch so hässlich! Aufgequollen und oben ohne. Nein, das ging gar nicht. Ich weiß noch, als ich mich ihm das erste Mal nur mit einem Bandero auf dem Kopf zeigte, konnte ich gar nicht aufhören zu weinen. Er verstand das nicht wirklich. Also, schon, dass mir der Verlust meiner Haare so zu schaffen machte, jedoch nicht, dass ich mich ihm nicht "oben ohne" zeigen wollte. Aber er akzeptierte es. Noch etwas war dieses Mal anders. Wenn meine Grundeinstellung auch positiv war, ich wusste, dass ich das alles gut überstehen würde, konnte ich mich nicht so auf meine "Leute" einschießen, wie ich es damals getan hatte. Mein Glaube an sie war nach wie vor da. Auch sprach ich mit Oberst Leuko, doch meine Konzentration reichte nicht aus, mich mental so wie damals darauf einzulassen.

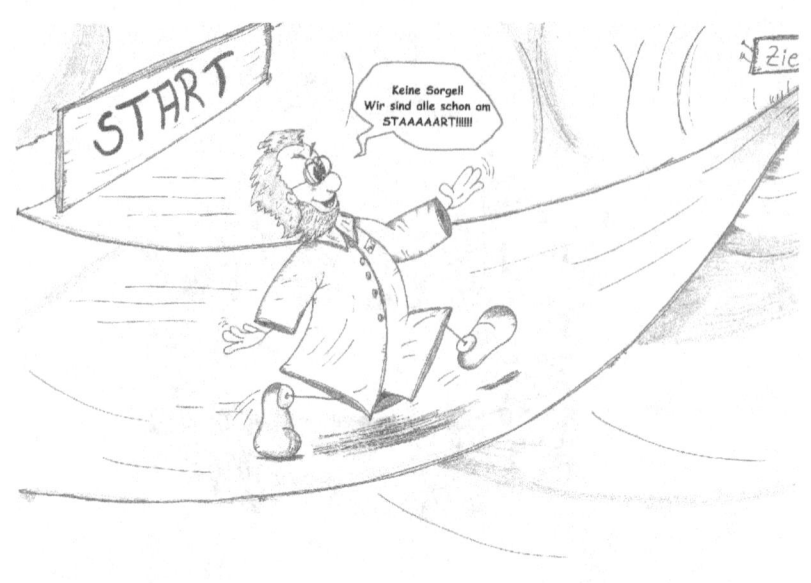

Ich denke, dass dies an den Medikamenten lag, die ich bekam, um mit meinen Angstzuständen klar zu kommen und die mich „abschotteten". Denn auch dies war anders. Meine Angst war riesengroß, bis hin zu Panikattacken. So bekam ich ein paar Medis, die mich diese Zeit überstehen ließen. Die Zeit, die Uwe und ich gemeinsam verbrachten und alles, was wir TROTZ der Chemo machten, ließ uns wirklich wunderbare Tage erleben. Ich fing an, ihn beruflich zu unterstützen. Wir drehten Videofilme für sein IEFA-Konzept, einen Videokurs, in dem man lernt, erfolgreich im Internetbusiness zu sein. Wir hatten soviel Spaß dabei. Zwischenzeitlich vergaßen wir völlig, dass es da ja auch noch eine "andere Realität" gab.

Und so schaffte(n) ich (wir) dann auch die Zeit der Chemotherapie. 6 Mal, alle 3 Wochen waren wir zusammen da durchgegangen. Mit allen Höhen und Tiefen. Vielen Tränen aber auch viel Verliebtheit und ganz viel Lachen. Doch natürlich hinterließ all das Spuren. Ich bin heute nicht mehr so "unbedarft und gutgläubig", was die Rückkehr des grässlichen Graus angeht.
 Einmal so eine Sache zu überstehen … ok. Ein zweites Mal damit konfrontiert zu werden, … das haut den stärksten Optimisten um. Stimmst du mir da zu?

Dass ich heute optimistisch, positiv und überwiegend lachend im Leben "stehe", war ein hartes Stück Arbeit. Neurologische Betreuung, Psychotherapie und die Begleitung "meiner" Maria haben mich dahin gebracht, wo ich jetzt bin. Ich habe sehr viel an mir gearbeitet. Und auch Dank der Unterstützung von Uwe kann ich mein Leben wieder leben, ohne der ständigen Angst, es könnte etwas Schlimmes passieren, zum "Opfer" zu fallen.

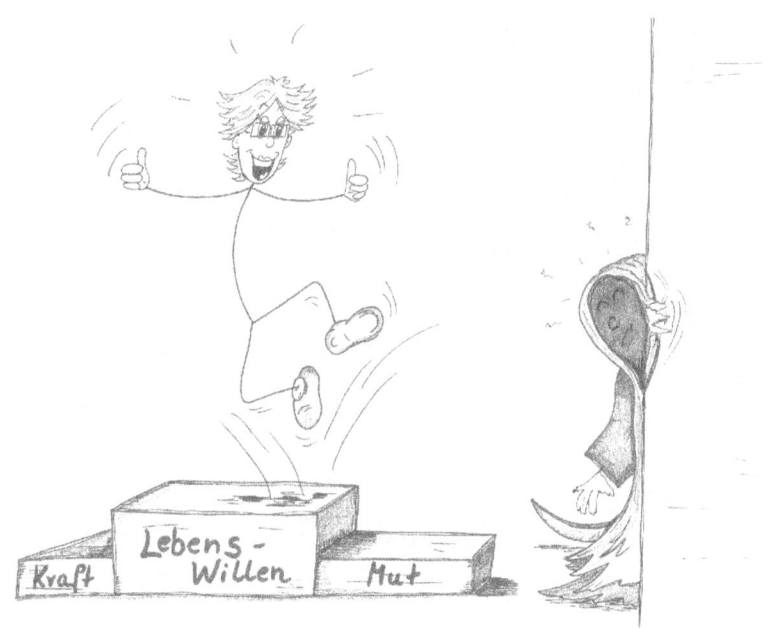

Es war ein sehr weiter Weg. Wie ich ihn gegangen bin? Wie ich vom schreckhaften, vergesslichen "Etwas" zur lachenden, im Leben stehenden Mona geworden bin? (Ab und an etwas wackelig, das gebe ich zu!!) Das erzähle ich dir gern in Kapitel 12.

Wie heißt es doch so schön? Mal bist du Taube, mal bist du Denkmal. Es liegt an einem selber, was man aus seinen Erfahrungen macht. Entweder man bewegt sich und tut etwas, oder man verfällt in Starre und lässt das Leben freudlos vorüberziehen.

Ich bin eindeutig lieber Taube!!

Fatigue, Angst, Kilos – und täglich grüsst die Nebenwirkung

Kapitel 12

Tja, wenn es sich vielleicht durchaus so einfach anhören mag: auch wenn ich mich entschieden habe, Taube zu sein, die Flügel waren und sind manchmal schon recht schwer! (Stahlfedern??) Es braucht auch jede Menge Kraft und Willen, damit ich nicht mit einem Crash am Boden lande, alle Einzelteile wieder aufsuchen und mühevoll zusammensetzen muss.

Denn während die äußeren Narben doch recht schnell wieder verheilen und gut belastbar sind, sind die Narben, die auf der Seele zurückbleiben, viel empfindlicher und brechen sehr viel leichter wieder auf, das darfst du mir glauben.

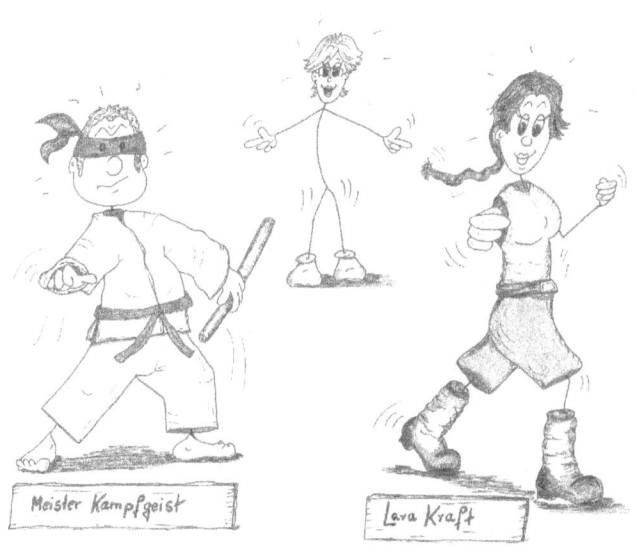

Meister Kampfgeist

Lara Kraft

Wie gesagt: die Chemo war eine harte Zeit. Waren mein „Meister Kampfgeist" und meine „Lara Kraft" mit unerschöpflichem Willen auch unaufhörlich im Einsatz, fiel es mir nach dem 4ten Zyklus doch körperlich sehr viel schwerer mit diesen beiden in gleichem Maß mit zu halten. Mein Magen rebellierte, mein Kopf dröhnte, ich war unendlich schlapp und müde und meine Zehen- und Fingerspitzen wurden taub. Meine Onkologin hatte dann ein „Einsehen" mit mir und es wurde ein Medikament abgesetzt. „Wir wollen Sie ja nicht kränker, sondern gesünder machen!", sagte sie. Na das war doch mal nett!!

Ebenso litt mein Geschmacksinn unter den diversen Medikamenten. Kochen stellte während dieser Zeit eine große Herausforderung dar, denn ich schmeckte kein Salz. Alles war irgendwie so fad im Mund. Wie eingeschlafene Füße!!! Und mit solch einem Geschmacksinn zu kochen … nun ich sag mal so: die Geschmacksnerven meiner 3 Männer wurden so des Öfteren auf eine harte Probe gestellt. Aber sie trugen bzw. aßen es heldenhaft - mit einigen Gewürzdosen bzw. Gewürz mildernden Mittelchen und sehr viel Wasser direkt am Esstisch.

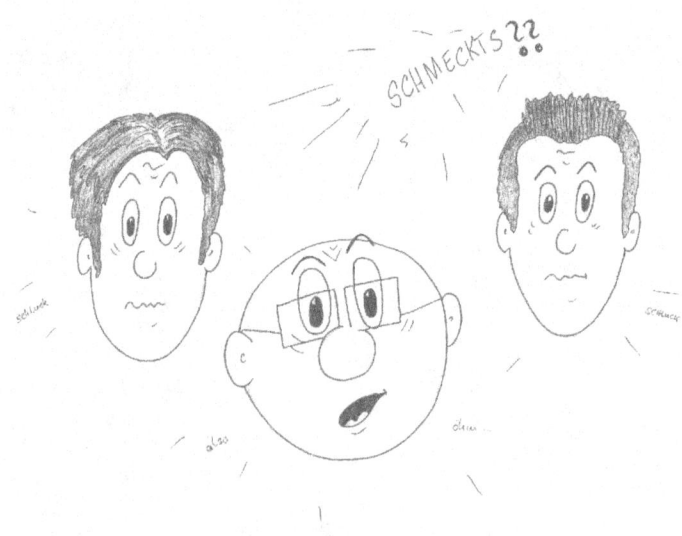

Zu kämpfen hatte ich auch mit meiner Vergesslichkeit. Manchmal dachte ich schon, ich leide unter Alzheimer. Und das meine ich jetzt wirklich ernst. Kein Scherz. Mein Kurzzeitgedächtnis ließ mich sehr oft im Stich. Wenn mir die Jungs etwas erzählten, z. B. in der Küche, während ich versalztes Essen kochte, sie ein paar Minuten später am Esstisch an dieses Gespräch anknüpften, wusste ich es nicht mehr. Anfänglich dachten sie, ich wolle sie veräppeln. Zuerst bemerkte ich das selber gar nicht. Aber dann wurde es mir doch zunehmend etwas unheimlich, doch ich konnte gar nichts dagegen tun.

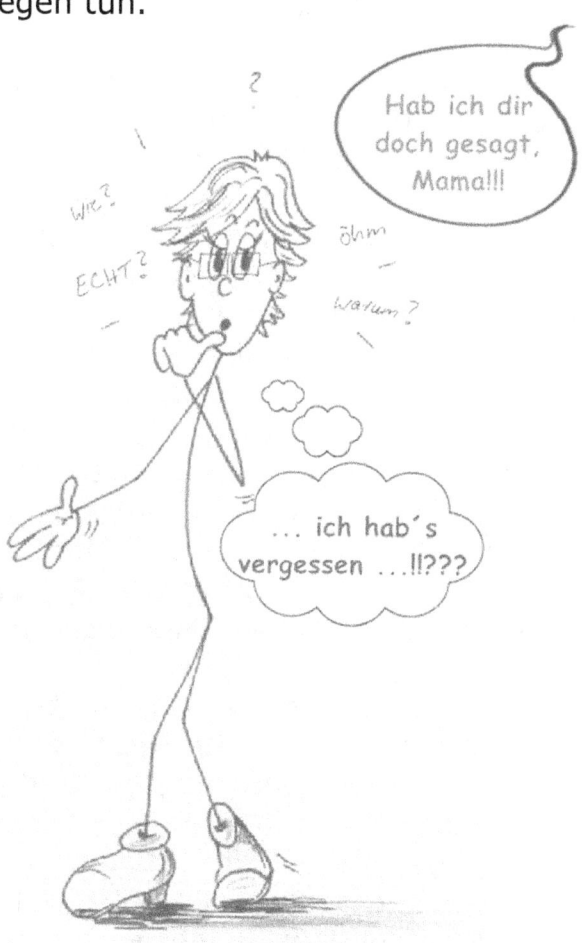

Mein Gemütszustand jedoch stabilisierte sich während der Zeit ganz gut. Kein Wunder. Wie gesagt, Antidepressiva sei (diesbezüglich) dank. Denn das Gute daran: man hat keine Angst bzw. nur wenig Angstempfinden. Das Schlechte: sämtliche Gefühlsregungen werden dadurch „eingenebelt". Alles (!!) Zwischenmenschliche wird in Watte gepackt, Emotionen sind nur sehr vage zu spüren. Das betrifft übrigens auch die soziale Kontaktfreudigkeit. Ich hatte null Bedürfnis mich mit meiner Außenwelt zu treffen oder sagen wir lieber kaum. Meine kleine Welt mit meinen Kindern, Uwe und meiner Familie waren mir absolut genug.

Dies realisierte ich aber erst sehr viel später. Und ich möchte an dieser Stelle den Angehörigen und Freunden von Menschen, die solche Medis nehmen müssen, sagen: der soziale Rückzug ist nicht böse gemeint, wenn auch sicher schwer zu verstehen. Aber man lebt in einer ganz anderen Welt, hat absolut mir sich selber zu tun. Wenn euch etwas an den Menschen liegt, wartet ab, ergreift die Initiative und meldet euch bei ihnen. Sie können es nicht. Nach 6 Zyklen, also ca. einem knappen halben Jahr, war dann endlich das Ende der Chemo erreicht und es stand für mich die Reha-Maßnahme an. Hatte ich dies 1999 kategorisch abgelehnt, entschied ich mich, mit gemischten Gefühlen, dieses Mal dafür. Niklas und Marcel versicherten mir, sie würden die 4 Wochen ohne mich geregelt bekommen. „Mama, wir sind doch keine Babys mehr!!"

Niklas sagte mir einmal: „Mama, du warst immer für uns da! Jetzt sind wir mal dran, für dich da zu sein! Wir bekommen das hin!" Oh Mann! Es gab schon so ein paar Momente … puuuh, da kann man gar nicht so viel zu sagen, da laufen heute noch die Tränen, wenn ich daran zurückdenke. Also, wie gesagt. Ich entschloss mich, diese Reha-Maßnahme anzugehen. Gab es doch dieses Mal einige Dinge, vor allem auch körperlich, die ich in den Griff bekommen wollte. Denn die „Sache" mit dem Lymphödem schränkte mich doch, zunächst mal, ziemlich ein. Und da wollte ich unbedingt Abhilfe schaffen.

Die Wochen im idyllischen Bad Öxen versuchte ich als Urlaub zu sehen. Klappte auch ganz gut. Doch wenn man meint, so eine Kur ist eine Wellnessangelegenheit: weit gefehlt! Mein Tag war voll ausgebucht mit Terminen. Schwimmen, Gymnastik, Lymphdrainage, Vorträgen, Psychotherapie ... kaum Zeit zur Entspannung. Und Besuch kam natürlich auch!! Zum Glück!!

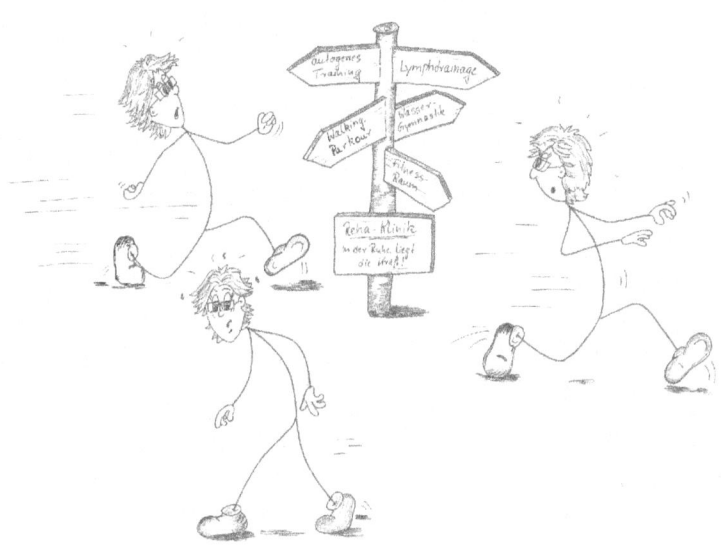

So hatte ich alle meine Lieben immer wieder um mich! Bad Öxen ist ja auch nicht allzu weit von Bielefeld entfernt. Uwe blieb sogar ein paar Tage bei mir. Wir machten uns eine schöne Zeit. Liehen uns Räder und machten Picknick am Rand des Klinikgeländes ... was uns ein paar befremdliche Blicke von anderen Klinikbewohnern einbrachte, als wir so hinter dem Zaun campierten, mit allerlei Essen und einem kleinen Flachmann mit

Grappa!! Und das in einem Reha-Zentrum!! Wir lachten herzlich darüber und genossen den Augenblick. Genossen einfach das Leben!

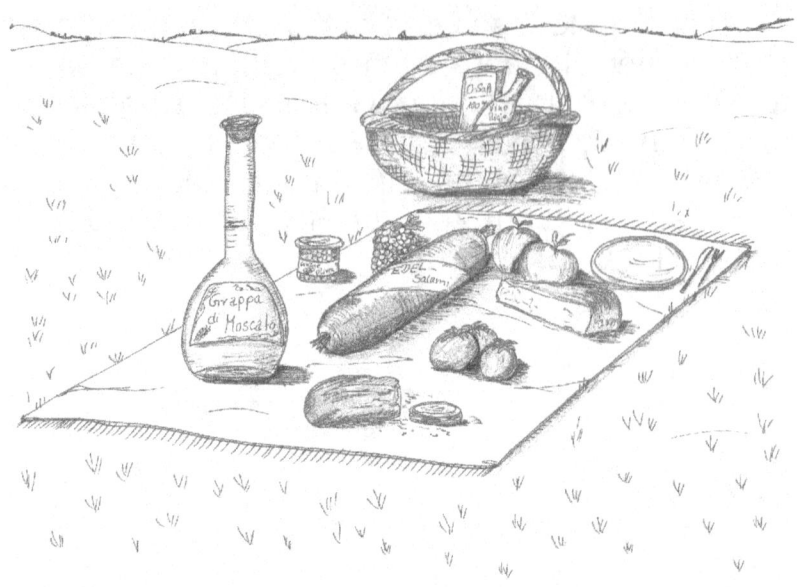

In der Reha lernte ich auch einen – für mich neuen – Begriff kennen. Fatigue. Die große Müdigkeit, Erschöpfung. Konnte ich mir manche Dinge, die ich körperlich empfand, nicht erklären, gab diese Definition mir doch für einiges eine Erklärung. Meine bleierne Müdigkeit, meine Vergesslichkeit, meine Ängste und Schreckhaftigkeit. Ursächlich durch alles, was mein Körper hatte durchleben müssen. War mir doch vorher gar nicht klar gewesen, was die ganzen Operationen und Medikamente für Auswirkungen, Nebenwirkungen mit sich brachten. Zum Glück war dies bei mir keine „End"-Diagnose, was aber durchaus passieren kann. Doch bei mir haben sich im Laufe der Zeit die Symptome zurückgebildet. Meine Vergesslichkeit ging zurück, die Konzentrationsfähigkeit ist (wenn auch nicht in vollem Maß) wieder da. Naja und die bleierne Müdigkeit: die erwischt mich heute in normalem Maß, immer mal wieder, wie wohl jeden von uns!!

Aber eigentlich wollte ich dir ja erzählen, wie ich meinen „Weg" gefunden habe. Meine geistige Haltung und Einstellung zum Leben heute. Nun. Da wäre mal der wunderbare „Umstand", dass Uwe sich mit Geistheilung und anderen spirituellen Dingen beschäftigte. Dinge, die bevor wir uns kennen lernten, in seinem Leben passiert waren, brachten ihn auf diesen spannenden Weg. Und so auch mich. Ich, die ja schon bei meiner Ersterkrankung gespürt hatte, dass es Dinge zwischen Himmel und Erde und/oder im Körper gibt, die schwerlich zu erklären sind, nahm diese Dinge wie ein Schwamm auf. Uwe hatte Seminare besucht, in denen er gelernt hatte, Energiebehandlungen zu geben.

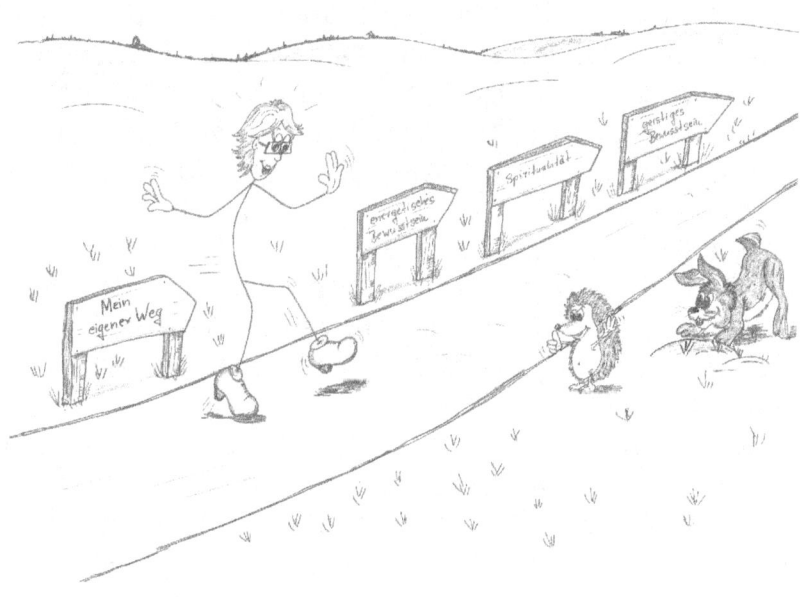

Gerade unter der Chemotherapie haben mir diese Behandlungen sehr geholfen, es ging mir dadurch sehr viel besser. Die Erfahrungen, die ich so machen durfte, bestärkten mich in dem Glauben an mich, meinen inneren Arzt und dem, was ich selber bewirken kann.

Die Macht der Selbstheilungskräfte. So weiß ich heute auch, dass es einem Menschen sehr wohl körperlich schlecht geht, wenn seine Energiebahnen „zu" sind. Eine ebenso wunderbare und faszinierende Erfahrung machte ich mit den Energien der Natur. Eine Freundin hatte mir mal erzählt, dass sie, wenn es ihr schlecht ging, in den Wald geht, laut schreit und einen Baum umarmt.

Das würde ihr unglaublich gut tun, befreien und Kraft schenken. Damals hatte ich das liebevoll belächelt und mich nicht näher damit befasst. Doch irgendwann, es war während meines Aufenthaltes in Bad Öxen, fiel es mir wieder ein. Es gab dort eine wunderschöne Parkanlage mit einem kleinen Wäldchen, in dem es einen Walkingpfad gab. Einmal, nach einer Walkingrunde, fielen mir die Worte meiner Freundin wieder ein. Ohne lange nachzudenken ging ich zu einem Baum, der mich „anzog", schloss die Augen und umarmte ihn. Und ich spürte tatsächlich eine wohlige Energie, eine Wärme, die mich durchströmte. Ich gebe zu, dass ich immer wieder blinzelnd um mich schaute, da ich mir doch etwas „komisch" vorkam, wie ich so den Baum herzte. Hatte ich doch auch die Befürchtung, dass wenn jemand mich so sehen würde, ich mich vielleicht einem Drogenscreen unterziehen müsste!!

Doch, wenn ich es mir auch nicht wirklich erklären konnte, ich es selbst alles sehr eigenartig fand: ich spürte es und es tat mir unglaublich gut. Also sei´s drum! Es gibt viele Dinge zwischen Himmel und Erde, die fantastisch, unerklärlich, wunderschön und seltsam sind. Höre auf dich, auf dein tiefstes Inneres. In jedem von uns steckt etwas von dieser wunderbaren, unerklärlichen Macht. Öffne die Tür deines Herzens, wenn sie anklopft, lass sie doch einfach rein und schau, was sie dir zu sagen hat.

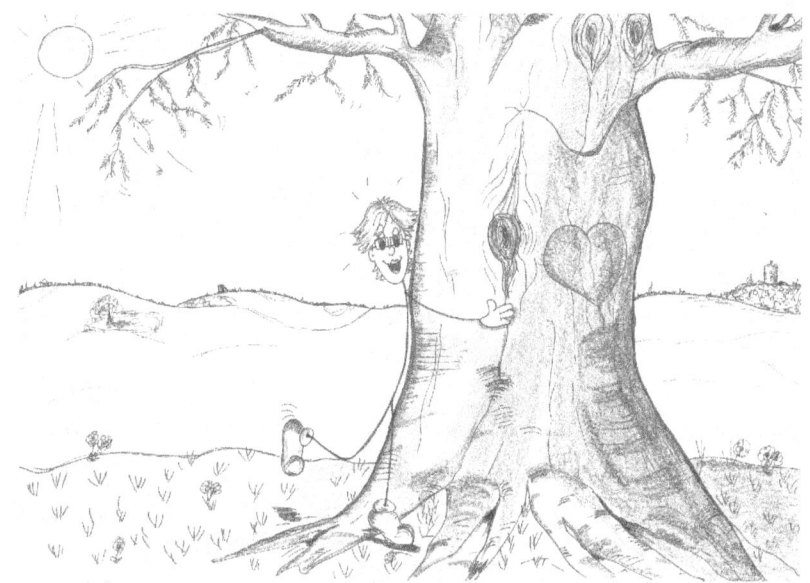

PS: Und keine Sorge, wenn dir im Wald oder am Straßenrand eine Frau unter die Augen kommt, die gerade selig, fröhlich mit einem Baum kuschelt! Sie ist nicht verrückt ..., das ist bloß Mona! DIE MIT DEM BAUM SCHMUST!!

ErkenntnisREICH

Kapitel 13

Kapitel 1 bis 9 waren für mich relativ „leicht" zu Papier zu bringen. Kapitel 10 jedoch war hammerhart. Es hat wirklich, wie ich dir ja schon erzählte, eine Woche gedauert, bis ich den Inhalt „verknusert" hatte. Kapitel 11 hat mir geholfen, die Macht von Kapitel 10 abzuschwächen. Bei Kapitel 12 wollte der Schreibfluss nicht wieder so in Gang kommen. Lag das nun am Biowetter?? (Schnell mal gegooglet: „Besonders bei dieser Wetterlage treten auch seelische Störungen auf." Au weia!!!) Na, zumindest kam ich nicht so recht voran.

Wie soll ich auch genauer auf diese Zeit eingehen? Wie erkläre ich das, was in mir, oder auch mit mir, passiert ist? Vor allem, OHNE dass jemand sich beim Lesen dieses Buches beflissen fühlt, mir die Männer im weißen Kittel vorbei zu schicken …

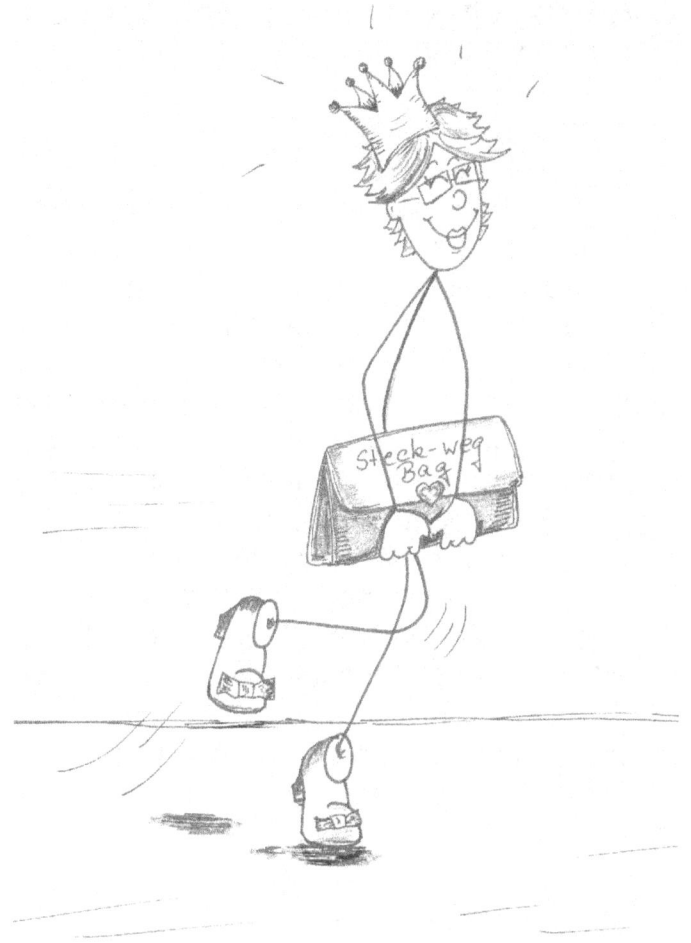

Und unter Berücksichtigung, dass mir auf Grund der erwähnten zeitweiligen Fatigue-Geschichte und meines gut trainierten „Schieb in die hinterste Schublade deines Gehirns"-Mechanismus - man nennt mich auch „Die Queen of Steck-weg" - manche Erinnerungen einfach verloren gegangen sind. Ja, es war und ist alles ein bisschen „verrückt" ... und schwer zu verstehen mit dem normalen Menschenverstand. Und es ist auch nicht einfach „mal so" erklärt. Denn es ist ein langer Prozess gewesen, der mich dahin geführt hat, wo ich heute stehe.

Was hat mich also zu diesem Punkt, zu meinem „wahren ICH" geführt? Hört sich schon wieder ein wenig arg spektakulär an. Ist es ja irgendwie auch!!
Ganz SCHÖN spektakulär. Wie auch immer du diesen Satz für dich betonst und interpretierst.

Was passierte also alles in Punkto „Bewusst-Sein für mein ICH" in diesen nun mittlerweile 13 Jahren?

Viiiiieeeeel!! Das ist mal klar!

Fakt ist, dass ich schon während und nach meiner Ersterkrankung spürte, wie ich es ja auch schon beschrieben habe, dass ich einiges IN mir in Bewegung setzen kann. Sei es durch die Visualisierung der Abläufe in meinem Körper, sprich Oberst Leuko & Co., das in Gang setzen oder aufwecken meines trägen Herrn Darm. Also die Aktivierung meiner Selbstheilungskräfte. Ebenso auch die Energieübertragung an meinen Bruder oder auch generell mein doch recht schnelles wieder „auf die Beine kommen" nach diversen Operationen und an sich körperfeindlichen, chemischen Keulen, die mein Körper und ich zu verkraften hatten. Trotz und alledem: Heute und hier - ich bin hier!! Zweimal Diagnose Krebs und ich bin noch da!! Mal ganz ehrlich, da ist es doch wohl nur recht und billig, wenn ich mich frage: Was will das Leben mir damit sagen?? Ich „habe wohl noch nicht fertig" auf dieser schönen Welt!!

Aber eins nach dem anderen!!

Aus all dem, was ich nach 1999 durchlebt und erfahren habe, hätte ich ja eigentlich schon einiges lernen können. Also, das habe ich ja auch. Ganz ehrlich. Nur ist es nicht nachhaltig bei mir, in meinem Bewusstsein geblieben. Vielleicht war ich noch zu jung, noch nicht reif genug, um es zu verstehen. Der Ansatz war da. Ich lebte kurzzeitig meine Kreativität aus. Jedoch gab dem nicht genug Raum bzw. gab dieser kreativen Seite nicht den richtigen Stellenwert in meinem Leben. Und dann, in den Irrungen und Wirrungen des normalen Wahnsinns, ging der kreative, „freie" Geist Mona wieder unter. Nein eigentlich noch schlimmer!! Ich hatte Mona noch gar nicht entdeckt!

Aber es gehörte wohl auch dazu, dass ich erstmal lernen musste, auf eigenen Beinen zu stehen. Mein Leben selbst in die Hand zu nehmen. Mich ein bisschen „auszuleben", ein wenig „verrückt" zu sein und nicht immer nur angepasst. Diese Lehre hatte ich wohl aus meiner ersten Begegnung mit dem grässlichen Graus gezogen. Das war doch schon mal was!

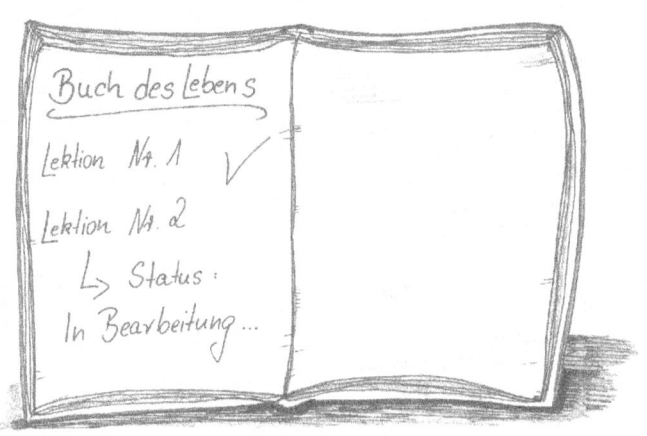

Ich gestand mir endlich zu, dass ich doch ziemlich gut war, einiges zustande bringen konnte und mein Leben durchaus gewuppt bekam. War ich doch in meinen Augen nicht mehr „nur" die „schnöde Hausfrau", nein, ich ging arbeiten, hatte meine Jungs recht gut erzogen, kam mit meinem Ex-Mann aus, war Single-Mama, die auf „Rolle" ging und ihren Spaß hatte. Mein Äußeres konnte sich auch sehen lassen. Also Lektion 1 gelernt! Herzlichen Glückwunsch. Dann war da noch die Lektion mit der Spezies Mann. Also in der Rolle als Single-Mama. Viele Erfahrungen in Bezug auf … nun, sagen wir mal „Balzverhalten" hatte ich in meinem Leben eigentlich nicht gesammelt. Meinen Frank kannte ich von der Schule, wir waren seit dem 16. Lebensjahr zusammen gewesen. Spricht ja auch nichts gegen. Kann man/frau machen, muss man/frau aber nicht!!

Dass ich es natürlich wieder ganz genau austesten musste, bis ich es endlich begriffen hatte, worauf es ankommt, ... tja, das ist wohl meine Spezialität. Und dann, als ich endlich kapiert hatte, dass durchaus nicht alle Männer doof sind, Uwe sei Dank, da warf mich das Schicksal, eine höhere Macht, wie auch immer man es nennen will, wieder ins kalte Wasser.

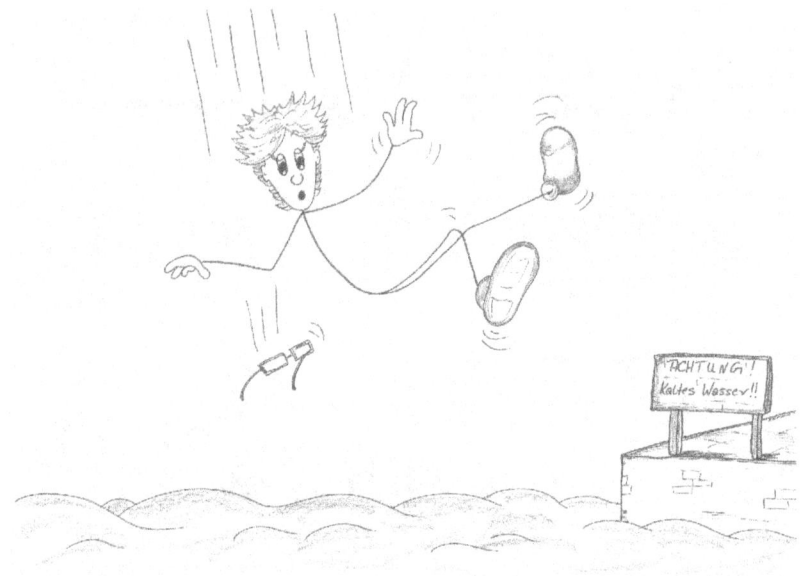

Doch was sollte ich denn durch das Zweite Stell-dich-ein vom grässlichen Graus lernen?

Wenn ich die Zeit mal Revue passieren lasse, darüber nachdenke, dann ist es im Grunde klar. Es geht, unter anderem, um die Beantwortung einer Frage. So könnte man sagen. Welche? Geduld! Ich werde es dir sagen. Die Erfahrungen des 10.12.2009 brachten mir die Erkenntnis: Lebe und genieße das Leben jeden Tag! Lebe im Jetzt! Denn du weißt nicht, was das Morgen bringt. Mit einem Mal kann alles anders sein. Eigentlich nichts Neues. Sprüche mit dieser Aussage gibt es zuhauf. Und doch ist es natürlich etwas ganz anderes, wenn man es „live und in Farbe" direkt erlebt. Dann die Zeit des Wartens auf den 15.1.2010, die Untersuchung in Münster. Die Zeit, in der ich quasi wie gelähmt auf meinem Sofa festgefroren war. Aus dem Leben gerissen und unfähig, aktiv etwas an meinem Schicksal zu tun bzw. unfähig zu handeln. Ganz falsch! Es hätte viel gegeben, was ich hätte tun können, außer schlichtweg nur da zu sitzen. Einfach raus an die frische Luft gehen, Spaziergänge machen, raus aus der Starre.

Auch hätte ich mir weitere Meinungen von Ärzten einholen können oder mich mit alternativen Behandlungsmethoden auseinander setzen können. Was auch immer. Alles wäre besser gewesen, als mich in eine solche Starre zu begeben. Leichter gesagt als getan, ich weiß. Doch fühlt es sich sehr viel besser an, irgendetwas zu tun, als nichts zu tun und „gelebt zu werden"! Diese Erkenntnis habe ich nicht alleine gewonnen. Durch Maria habe ich beispielsweise gelernt, mit meiner Angst umzugehen. Denn auch wenn ich bis zum heutigen Tag schon einen ganz großen Weg der Bewältigung zurückgelegt habe, gibt es immer zuweilen Momente, wo mich die Fänge des grässlichen Graus wieder einholen.

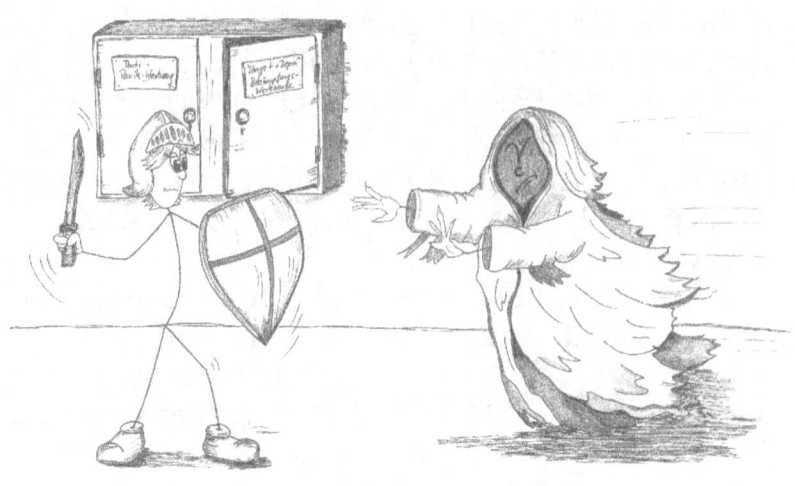

Wenn es mitunter dazu kommt, dass die Angst, die Panik um sich greift und mich erstarren lassen will, mich wie eine Glocke aus dunklen Nebelschwaden umhüllt, dann habe ich jetzt Waffen, mit denen ich dieser Glocke der Angst die Macht nehme. Zum einen „begrüße" ich die Angst. Sage ihr, dass es schön ist, dass sie da ist und mich warnen will, sie wirklich ihre Daseinsberechtigung hat. Doch dann weise ich sie in ihre Schranken zurück und zwar auf ein erträgliches und gutes Maß. Denn es ist wirklich gut, Angst zu haben. Die Furcht ist unsere Alarmsirene! Ohne Angst sind wir nicht überlebensfähig. Menschen, die sie nicht verspüren sind früher oder später tot. Weil sie ohne diese Alarmsirene wirklich waghalsige Dinge tun und so ihr Leben, meist selbst, vorzeitig beenden.

Also: Angst ist gut. In Maßen. Wenn es bei mir wieder einmal passiert, die graue Wolke mich unvorbereitet trifft und mich einhüllt, dann stelle ich mir diese Angstwolken, die mich wie eine Glocke umhüllen, in einer anderen Farbe vor. Meist in einem freundlich, warmen Orange. Und du kannst mir glauben, die Sache ist dann nur noch halb so bedrohlich und weniger „atemberaubend".

Klingt einfach, oder? Ist es auch. Vielleicht probierst du es einfach mal aus, falls du mal von der Angst eingehüllt werden solltest. Es dauerhaft zu verinnerlichen, seinen Blickwinkel zu verändern, ist jedoch ein weiter Weg. Es dauert einen Moment, diese Dinge so „verändert" zu sehen, anzunehmen und auch umsetzen zu können.

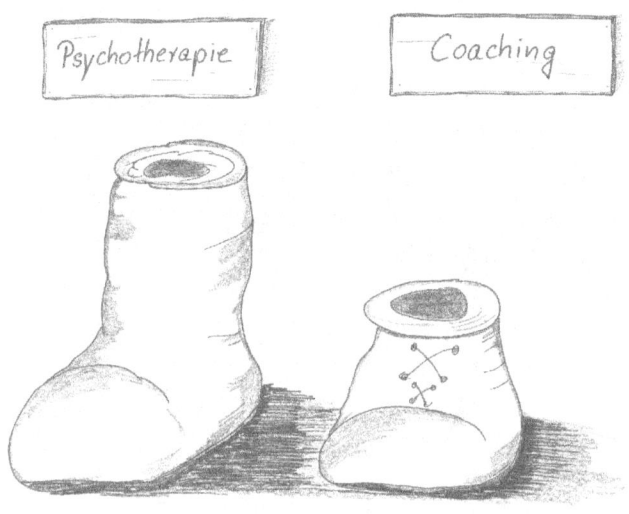

Alleine hätte ich das nicht geschafft. Mich haben die Coachingstunden mit Maria wirklich so weit vorangebracht, das ist so toll und gibt mir sehr viel Kraft. Ebenso all das, was ich durch die Arbeit mit meiner onkologischen Psychotherapeutin er- und bearbeitet habe. Du fragst dich jetzt vielleicht, warum ich denn beides gemacht habe. Das ist ganz einfach zu erklären:

Das Coaching und eine Psychotherapie sind zwei total unterschiedliche paar Schuhe.

Die Therapieansätze sind ganz anders. Nicht zu vergleichen, aber beide absolut hilfreich. Ich kann nur empfehlen: informiere dich und suche dir soviel Hilfe, wie du bekommen kannst, wenn du mal in eine ähnliche Situation kommen solltest. Sowohl Maria als auch meine Psychotherapeutin begleiten mich bis heute.

Doch weiter im Text. Da war doch noch die Frage zu beantworten, was mir das Leben mit der Zweiterkrankung sagen wollte?

Nimm dein Leben selbst in die Hand, lass dich nicht deiner Handlungsfähigkeit „berauben"!! Diese wichtige Erkenntnis nahm ich aus der Zeit der Starre mit.

Lache und genieße das Leben, sei verliebt und glücklich, trotz (wirklich) widriger Umstände?!

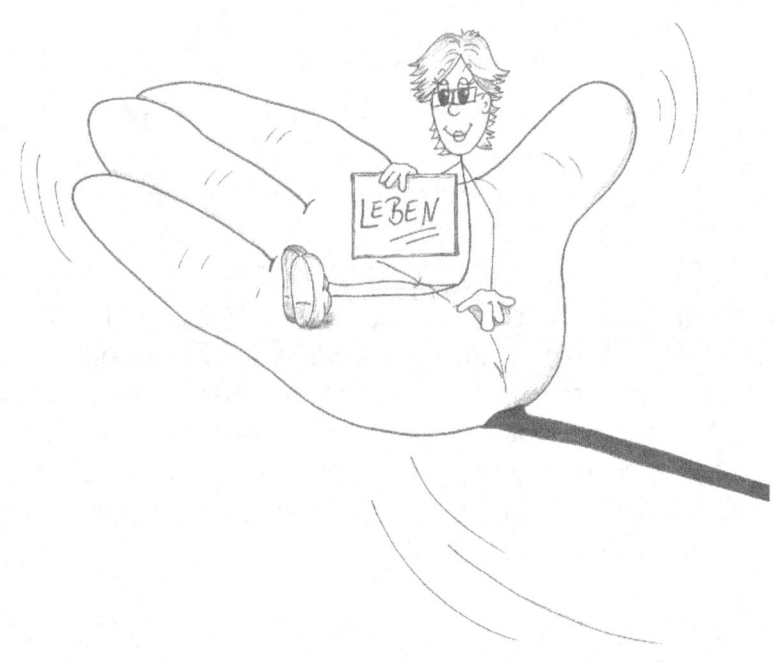

Ja, auch das ist etwas, was ich in der Zeit gelernt habe. Denn die Dinge, die ich während der Chemotherapie durch und mit Uwe und auch mit meinen Söhnen Niklas und Marcel erleben durfte, waren einfach toll. Auf die Sache mit dem „verliebt sein" und wie viel Einfluss diese positiven Gefühle auf die Genesung haben können, gehe ich im nächsten Kapitel ein.

Zunächst einmal zu meinen Jungs.

Gelernt und erkannt habe ich, dass aus meinen Söhnen wirklich tolle, selbstbewusste, sozial engagierte und vernünftige junge Männer geworden sind. Trotz aller Umstände. Mein Verdienst, zumindest der Großteil. Das habe ich sehr lange gar nicht so gesehen, mir nicht erlaubt, es so zu sehen. Natürlich machen die beiden auch mal Blödsinn, ich will da mal die Kirche im Dorf lassen. Aber trotzdem. Bei alldem, was sie in ihrem jungen Leben mitgemacht haben: toll!! (Mama schon wieder stolz ist!!) Wir haben in dieser Zeit der Chemotherapie, danach und (zum Glück) auch bis heute, viel gelacht. Da ging es um erste Kochversuche von Marcel, der es schaffte, beim einfachen Kochen von Nudeln die ganze Küche unter Wasser zu setzen. Oder als die beiden witzelten, wie ich mich denn in meine (damals noch) Stützstrumpf*hose* reinzwängte und dabei verrenkte. Eine schweißtreibende Angelegenheit obendrein übrigens! Ich gab den beiden dann kurzerhand je ein Exemplar zum „Selbstversuch". So quälten sich die „Juniors" in die Strumpfhosen, posierten damit und führten mir ein Tänzchen vor. Zur Abwechselung war das ein Moment, wo Freudentränen kullerten!

Da damals auch die Hochzeit meiner Patentochter vor der Tür stand, wurde kurzerhand das Wohnzimmer zur „Privat-Tanzschule" für Gesellschaftstanz umfunktioniert und Walzer und Discofox gelernt. Tische und Stühle beiseite geschoben, Hugo Strasser in die Stereoanlage und los gestampft, öhm, sorry getanzt!! Da fällt mir ein, ein Krawatten-Knoten-Bindekurs fand an diesem Abend auch noch statt, bei dem sich die beiden fast die Arme verknoteten.

Lachen und das Leben (trotzdem) genießen, so gut es eben geht. In schweren Zeiten ist das eine Quelle, aus der man sehr viel Kraft schöpfen kann. Und die Liebe. Manchmal weiß ich selber nicht, woher ich die Kraft genommen habe, immer weiter zu machen. Mich nicht unterkriegen zu lassen. Ein ganz großer Teil liegt wohl in der Tat in der Kraft Liebe. Der Liebe zu meinen Kindern, von meinen Kindern, von meiner Familie, meinen Freunden und, eben in den letzten Jahren, von Uwe.

Einmal, als ich mal wieder einen schwachen Moment hatte, da sagte Marcel zu mir: „Mama, du bist für mich ein Held! Dass du das alles schaffst! Ich bin so froh und so stolz auf dich!"

Ich hoffe wirklich sehr, dass ich meinen Kindern viel Positives auf ihrem Weg ins Leben mitgegeben habe. Und wenn ihnen manche Dinge, mit den Augen eines Jugendlichen, auch etwas „strange" vorkommen mögen. Ich hoffe, sie erinnern sich irgendwann wieder daran und nutzen dieses Wissen für sich.

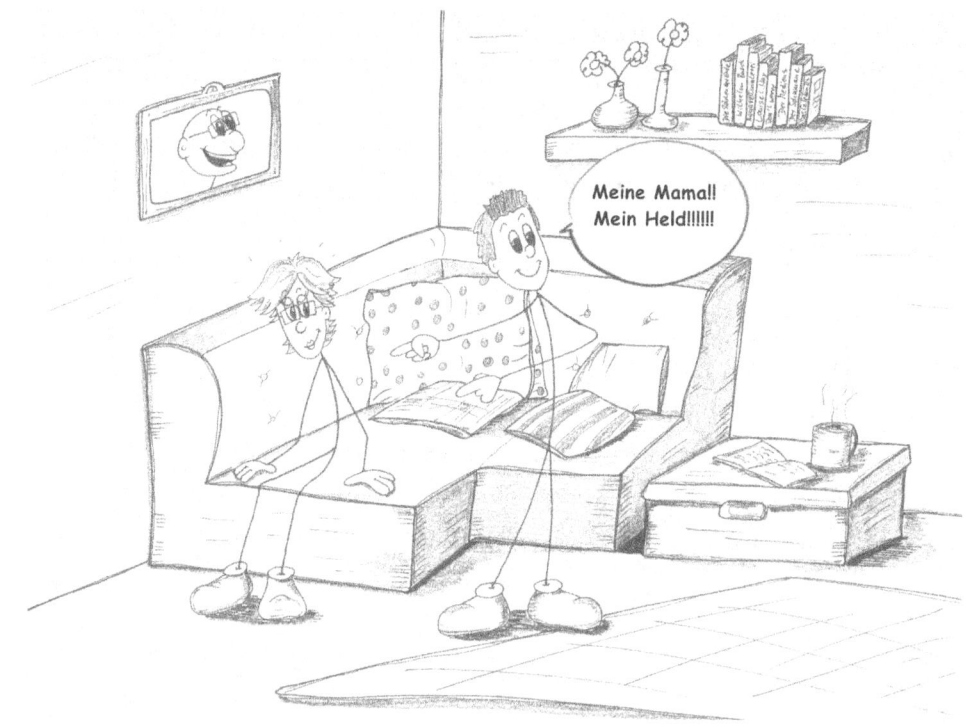

Eines liegt mir da auch noch sehr am Herzen und das möchte ich dir unbedingt mit auf den Weg geben: Sprich die Dinge die dich beschäftigen, dich belasten, die dich „unwohl" fühlen lassen, aus. Friss sie nicht in dich hinein!

Denn wenn man darüber spricht, lässt man los und gibt den negativen Energien keinen Raum sich festzusetzen. Und das ist so wichtig für die körperliche und seelische Gesundheit.

Ein weiterer wichtiger gelernter Punkt auch für mich. Sprich darüber und die Sache (worum es auch immer geht) ist und bleibt im Fluss und kann sich so nicht negativ bei dir einnisten. Gib den grässlichen Grausen, in welcher Form sie dir auch begegnen mögen, keinen Raum.

Behalte das Zepter deines Lebens in deiner Hand. Denn dein Leben ist dein Königreich, in dem Schurken und Halunken nichts verloren haben. Regiere weise und mit Bedacht, fröhlich und mit einem guten Stück gesunden Egoismus!!

Always look on the bright side of life!!!

Der Uwe, die Liebe und der Weg zum ICH

Kapitel 14

Schurken und Halunken … Prinzen und Helden. In meinem Leben war bisher von allem was dabei. In den meisten Fällen verbargen sich die Helden und Halunken allerdings in einer Person. Wie auch anders? Schließlich ist niemand perfekt und auch nicht ohne Fehl und Tadel.

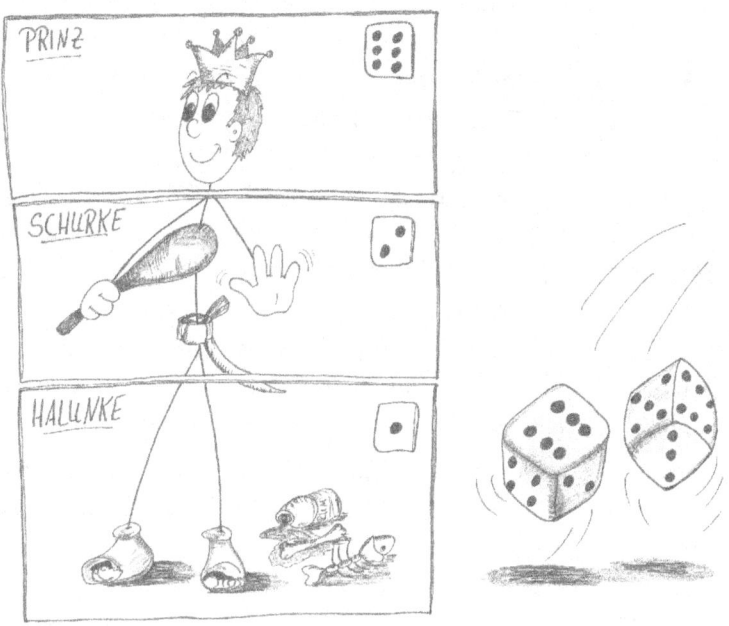

Bei meinem Ex-Mann würde ich es rückblickend betrachtet so beschreiben:

Vom Traumprinzen, über „edler Ritter an meiner Seite", zum Halunken bis hin zu „brother and sister in mind", bezüglich unserer Kinder. Wenn es uns anscheinend auch nicht bestimmt war, bis „ans Ende unserer Tage" als Ehepaar zusammen zu bleiben, haben wir es doch geschafft, nach unserer Scheidung auf einer vernünftigen Basis miteinander umzugehen. Eine Entwicklung, auf die ich wirklich sehr stolz bin.

Damals, bei meiner Ersterkrankung, hat Frank mir ja wirklich toll zur Seite gestanden. Er war immer da, hat mir Mut gemacht. Wie die Sache für ihn gewesen sein muss, plötzlich damit konfrontiert zu sein: meine Frau ist todkrank! Was bringt die Zukunft? Was bedeutet das für mich, als Vater, mit 2 kleinen Kindern? Sicher war das alles andere als ein rosiger Ausblick auf die Zukunft! Heute kann ich mich da, ein klein wenig, rein denken. Damals konnte ich das nicht. Hatte ich da ja auch genug mit mir selber zu tun. Davon abgesehen, dass er für mich da war, hat er mich „ans Malen" gebracht. Die zweite Sache, für die ich ihm wirklich zu großem Dank verpflichtet bin. Ohne diesen Schupser wäre mein kreativer Funke vielleicht niemals entfacht worden.

An dieser Stelle sei also mal gesagt: „Danke, mein Lieber! Danke für 3 wunderbare Dinge in meinem Leben: Niklas, Marcel und den „Kreativschupser"!" Diesen Stups in die richtige Richtung, diesen Wink des Schicksals, nahm ich damals allerdings gar nicht so ernst. Leider. Nun, die Zeit für mich als „kreativer Geist" war wohl noch nicht reif genug!! Bis ich endlich soweit war, ging noch einige Zeit ins Land. Es passierte viel, wie ich dir ja schon in den vorherigen Kapiteln erzählt habe. Und nach ein paar Jahren dann, trat ein „neuer Prinz" in mein Leben. Der Uwe. Der Mann, mit dem sich mein Leben noch mal völlig änderte. In vielerlei Hinsicht.

Er „stolperte" in mein Leben, als ich von Beziehungskram eigentlich nichts mehr wissen wollte. Hatte ich die Nase davon doch erstmal gestrichen voll. Aber irgendwie … irgendwie sollte es wohl so sein, dass wir zusammen fanden. Dass unser „junges Glück" dann, nach kurzen 6 Wochen frischer Verliebtheit, gleich auf eine so harte Probe gestellt wurde, meine Zweiterkrankung diagnostiziert wurde, … puuuuh, das war schon „´ne harte Nummer".

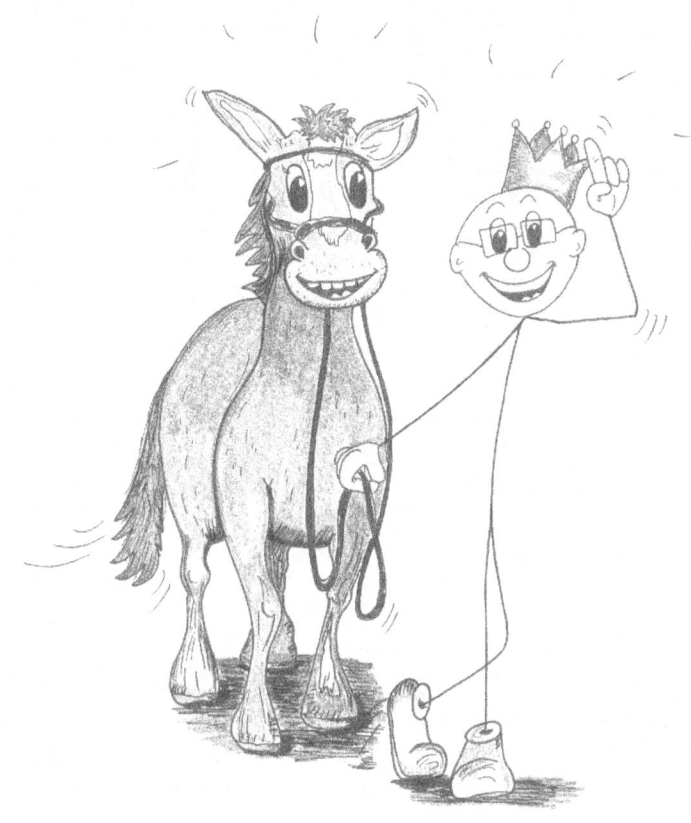

Und trotzdem ist er geblieben und hat nicht das Weite gesucht!! Hut ab! Vielen Dank dafür!! Wie einschneidend und lebensverändernd es sich auswirken sollte, war ihm sicher gar nicht klar. Auch nicht, was es in letzter Konsequenz für ihn, für uns, für mich bedeutete.

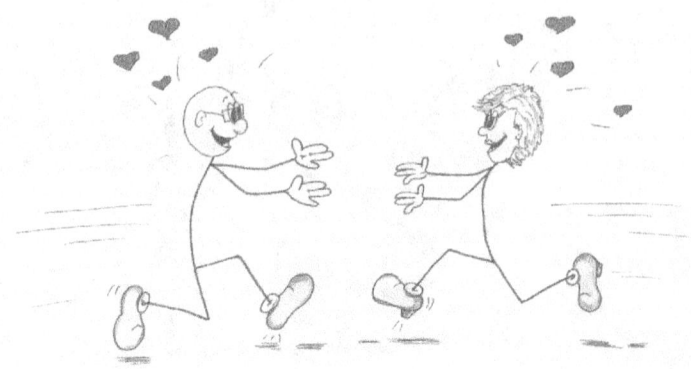

Wie sehr sich einfach alles verändert, wenn der grässliche Graus vorstellig geworden ist. Davon abgesehen, dass er mir – wie schon gesagt – bei jeder Untersuchung, jeder Chemo, fast jedem Arztgespräch zur Seite stand, hat er mir auch die Zeit „nach Befund 2" erhellt und absolut (er)lebenswert gemacht.

Uwe hatte sich damals auf die Fahne geschrieben, mich jeden Tag zum Lachen zu bringen. Eine wirklich große Aufgabe, wenn man die Umstände bedenkt! Doch es gelang ihm. Ob es war, als wir im tiefen Schnee rumtollten wie die Kinder und uns eine nasskalte Schneeballschlacht lieferten (mitten in der Nacht! Wir kamen gerade von einem Besuch bei meinem Bruder heim!), oder er sich während eines Spaziergangs durch die Stadt plötzlich seine rote Clownsnase aufsetzte und weiterspazierte.

Was im Übrigen nicht nur mir ein verdutztes und anschließend lachendes Gesicht bescherte, sondern auch vielen vorbeilaufenden Passanten.

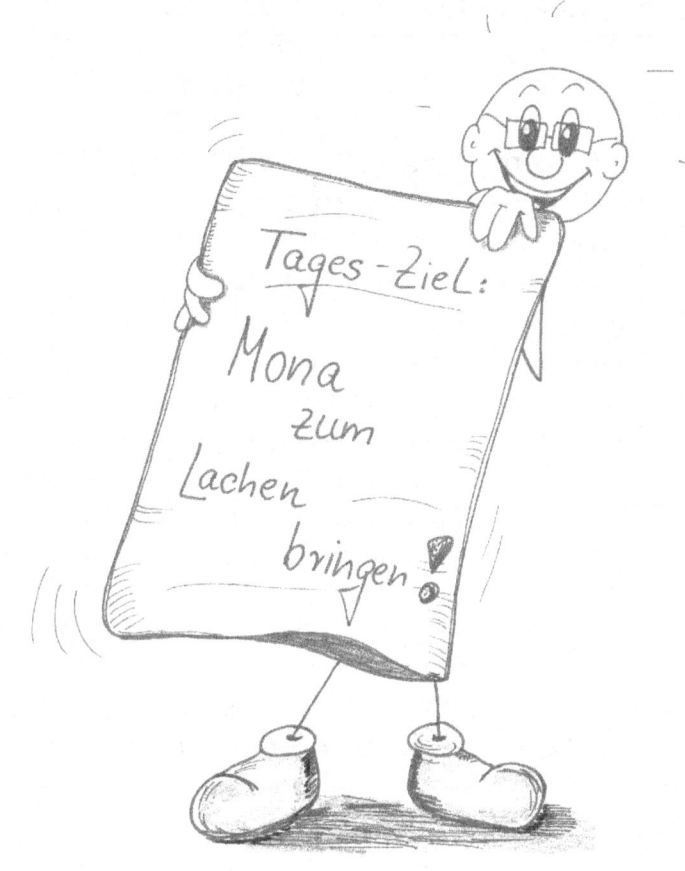

Er schaffte es ganz einfach mit vielen Kleinigkeiten, dass ich zwischendurch immer wieder vergessen konnte, in welch ernster Lebenssituation wir uns, bzw. ich mich, befand.

Wir lebten einfach unser Leben. Ohne großartig nachzudenken, nach Möglichkeit. Der Focus lag dann nicht auf meiner Erkrankung, sondern darauf, das Leben zu leben. An die Zukunft zu denken, Ziele zu haben und an deren Verwirklichung zu arbeiten. Buchstäblich zu arbeiten übrigens.

Aus einer Idee, die Uwe schon sehr lange hatte, entwickelten wir zusammen (mit seiner Geschäftspartnerin) einen Video-Lehrgang. Das IEFA-Konzept.

Uwe ist seit Jahren erfolgreich im Internet tätig. Das IEFA-Konzept beschreibt und erklärt seine Vorgehensweise, wie er es geschafft hat, sein Business sehr erfolgreich an den Start zu bringen. Unser erklärtes Ziel, und somit „Lebensaufgabe" in dieser Zeit, war es, diesen Lehrgang erfolgreich auf den Markt zu bringen. Und das taten wir! Mit sehr, sehr viel Spaß!! Die tolle Sache und unglaublich wichtige Erfahrung für mich war, dass Uwe so viel Vertrauen in mich setzte. Ich war für die schriftliche Umsetzung zuständig. Er gab die Inhalte, ich verfasste es in Worte. Nach anfänglich wirklich großen Zweifeln auf meiner Seite, ob ich das denn wirklich könne, gab mir das Schreiben, Kapitel für Kapitel, sehr viel Selbstbewusstsein.

Uwe glaubte an meine Ideen für die Umsetzung der Videoinhalte. Das war total ungewohnt für mich, die es doch nur gewohnt war, auf beruflicher Seite eher die „Loser-Rolle" zu besetzen. Doch das Schreiben machte mir richtig viel Spaß und ich fühlte mich zu etwas nütze, jetzt in einer Situation, wo ich aufgrund der Erkrankung mit all ihren Behandlungen, nicht mehr im Berufsleben stand. Aber noch viel mehr bedeuteten mir unsere Videodrehs. Wir kamen uns wie kleine „Woody Allens" oder so vor. Wir überlegten uns ein paar witzige Dinge, die wir umsetzen wollten ... und tatsächlich umsetzten. Bzw. ich überlegte mir und Uwe setzte schauspielerisch um. So kam es zu Szenen, wo er sich „Schimanski-like" Sandberge herunterstürzte (sehr zu meinem Schreck! Wusste ich doch gar nicht, wie wendig und schnell auf den Beinen der Mann sein konnte!!!).

Oder ich ihn gar aus einem Baum „befreien" musste, in dem er hing, an Seilen ... und im Taucheranzug!! Wohlgemerkt: kopfüber und knapp 1m 50cm über dem Boden!! Jede Menge Stoff für Outtakes, das kann ich dir sagen!

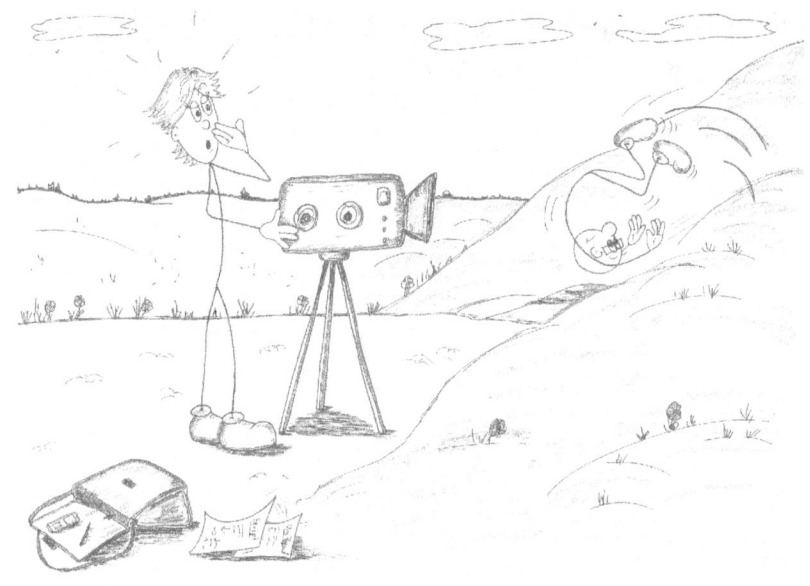

Uwes Geschäftspartnerin hat einige von ihnen zusammengeschnitten, wenn du Lust hast sie zu schauen, findest du sie mit Sicherheit im Netz!!

Wie gesagt, wir lachten sehr viel und es ließ uns immer wieder die andere Realität, die meiner Erkrankung und der Chemotherapie, vergessen. Diese Arbeit, dieser Lehrgang, war für mich wie eine Gehhilfe über einen sehr schwer zu überquerenden Pass. Meine Kreativität war immer wieder gefragt und ich hatte so viele Ideen, die wir auch wirklich umsetzten. Ein tolles Erleben für mich. Eine ganz neue Erfahrung, dass jemandem so ausgesprochen viel an meiner Meinung und meinen Ideen lag. Und sie obendrein auch noch so gut fand, um damit „an die Öffentlichkeit" zu gehen.

Ich war in diesem Moment nicht nur „die Kleine mit den spinnerten Ideen". Und jedes Mal, wenn ich wieder an mir und meinem Können zweifeln wollte, ließ Uwe nicht nach und bewegte mich zum Weitermachen. So wurde mit dem IEFA-Konzept der Grundstein für meine „Schreiberei" und am End auch für meine Illustrationen, die „Anomis", gelegt.

Wie kommt man von Videodrehs und Texten für einen Lehrgang zu Illustrationen? Das fragte ich mich damals auch!

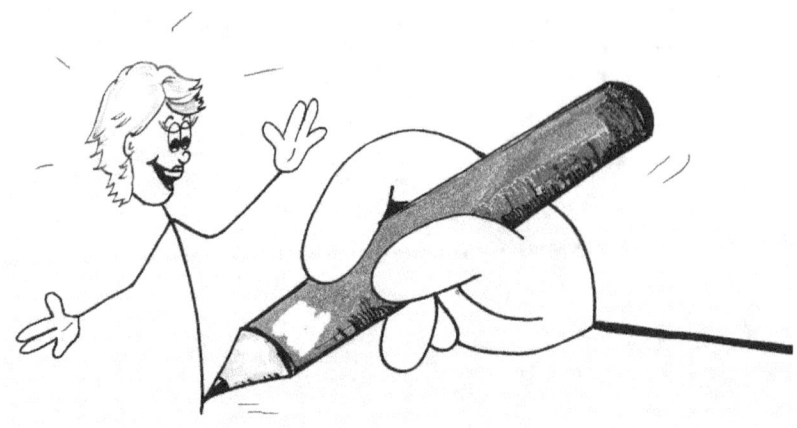

Doch irgendwann meinte Uwe, er wolle den Lehrgang gern als Comic herausbringen. Mit Strichmännchen. Aus: „Du spinnst doch! Das kann ich doch gar nicht!!" wurden die Anomis. Autodidaktisch lernte ich „lebendige Strichmännchen" zu zeichnen. Uwe kaufte mir 2 Bücher, die mir als Anleitung dienten. Ich probierte und versuchte, experimentierte und … fand immer mehr Freude daran. Heute vergeht kaum ein Tag, an dem ich nicht mindestens eine Zeichnung für meinen Blog oder meine facebook fanpage zeichne. Aus der Summe dieser „Umstände" heraus entwickelte sich mein Bewusstsein dafür, dass ich kreativ sein MUSSTE. Denn das ist mein Talent, meine Begabung. Das ist es, was ich tun MÖCHTE!!

Keine Zahlen. Keine Buchhaltung. Nein! Schreiben und Malen. Das ist das, was ich kann. Es hat lange genug gedauert, bis ich das begriffen und auch in mein Leben integriert habe. Krebs macht nicht NUR tot. Nein. Bei mir hat der grässliche Graus dazu gedient, mich wach zu rütteln! Wirklich in mich hinein zu hören und mein ICH heraus zu lassen. Auf beruflicher Ebene, eben mit dem Schreiben von (bisher) kleinen Blogtexten und mit dem Zeichnen von Illustrationen. Und es macht mir so viel Freude. Eine lange bestehende Leere ist jetzt endlich aufgefüllt! Vor allem lasse ich dieses Gefühl jetzt endlich zu. Ich erlaube mir, mich als kreativen Geist zu akzeptieren.

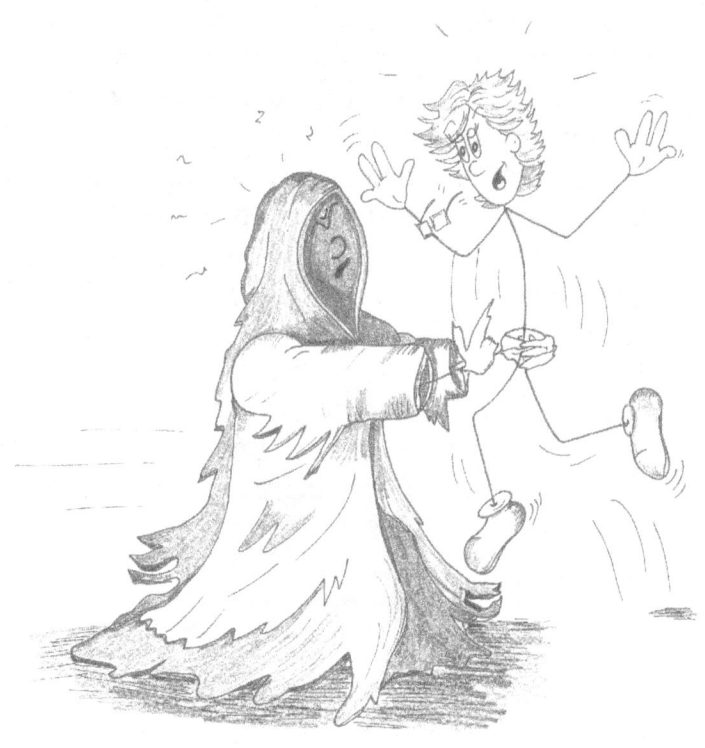

Ohne den Umstand der Zweitdiagnose, wäre ich niemals an diesen Punkt in meinem Leben gekommen. Das ist Fakt. Wäre mein Leben anders verlaufen, wäre ich nicht erwerbsunfähig, also in Rente, hätte ich diese Seite von mir niemals ausgelebt. Auch das ist eine Tatsache. Sicher gibt es einige Dinge, weniger schöne Nebenwirkungen, Überbleibsel der Erkrankung. Sonst wäre ich ja auch nicht erwerbsunfähig und Besitzer eines Schwerbehindertenausweises. Meine Psyche ist nach wie vor angeschlagen, ich bin nicht mehr so belastbar wie vorher. Dinge im Alltag, privat als auch „beruflich", die nicht reibungslos verlaufen, Unvorhergesehenes, schmeißt mich gleich aus der Bahn.

Macht mich völlig nervös und stresst mich total, lässt mich keinen klaren Gedanken mehr fassen und in Tränen ausbrechen. Unter anderem habe ich seit dem „zweiten Tag X" auch mit Platzangst zu kämpfen. Mal mehr, mal weniger doll. Ich arbeite dran, jeden Tag, immer wieder. Fliegen ist seit her z. B. eine größere Herausforderung für mich. Von der „normalen" Flugangst mal abgesehen, ist es für mich einfach schlimm zu wissen, dass ich für eine bestimmte Zeit unter gar keinen Umständen aussteigen kann. Eine Flugdauer von zwei, zweieinhalb Stunden geht da gerade noch. Zu längeren muss ich mich wirklich sehr überwinden. Das bedeutet also, dass Reiseziele immer sehr wohl von mir überdacht werden. Zu Uwes Leidwesen …

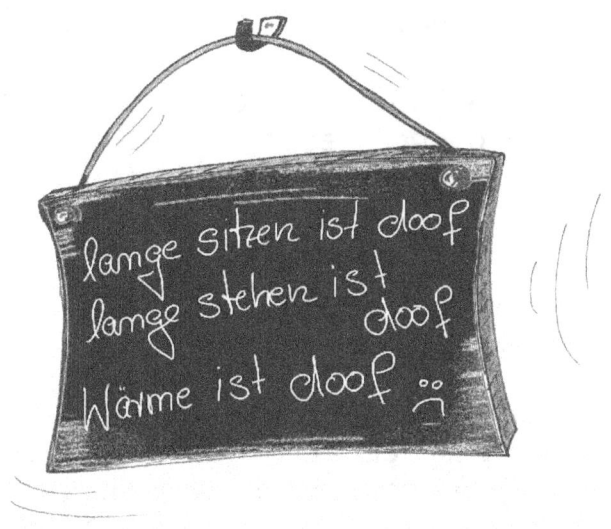

Die andere Sache ist dann noch das Lymphödem in meinem linken Bein. Denn langes Sitzen, Stehen, Wärme, Wetterumschwung ... alles wirkt sich auf mein Bein aus. Es schwillt an, spannt, schmerzt. Die Auswirkungen des Ödems sind nur mit dem Tragen eines Kompressionsstrumpfes und Lymphdrainage, zweimal in der Woche, in den Griff und erträglich zu bekommen. Aber es ist wie es ist! Ich habe mittlerweile meinen Frieden damit geschlossen. Was nutzt es auch, damit zu hadern?? Nichts!!

Kostet mich nur Kraft und Energie, und die möchte ich viel lieber für andere Dinge einsetzen. Ich bin hier. Ich lebe. Hier und jetzt! Ok, mit Wehwehchen. Doch die Alternative dazu – nämlich gar nicht mehr hier zu sein - gefällt mir definitiv weitaus weniger!! Ganz klar. In Kapitel 13 sprach ich davon, aus meinen Erfahrungen gelernt zu haben. Dies ist eine Lehre, die ich daraus gezogen habe. Wie aus allen Dingen und Situationen, die ich in den letzten Jahren erlebt habe. In der Zeit, wo es mir wirklich schlecht ging, wegen der Chemo und den daraus resultierenden Nebenwirkungen, hatte ich eine für mich sehr wichtige Aufgabe. Das IEFA-Konzept. Ich habe mich nicht in die Ecke gesetzt und mich meinem Schicksal ergeben.

Es wurden Zimmer renoviert, Zukunftspläne geschmiedet, denn schließlich will ich noch sehr, sehr lange leben! Ich habe mich, auch wenn es mir körperlich manchmal sehr schwerfiel, „bewegt", ein Ziel vor Augen gehabt und daran gearbeitet. Nebenbei eben auch wirklich wichtige Einsichten für mich und mein Leben gewonnen. Es ist wie es ist! Ich brauchte damals wieder den „Wink mit dem Zaunpfahl" um zu begreifen, dass ich MEIN Leben leben soll. So wie es mir gefällt, wie es mir und meinem ICH entspricht. Spät kam die Erkenntnis, aber sie kam.

Wenn ich auch einiges an Federn dabei gelassen habe, sie waren das Lehrgeld für mein Bewusstsein, auf beruflicher und privater Ebene das zu tun, was mir Spaß macht und einfach so zu sein wie ich bin. Denn es ist völlig in Ordnung und absolut ok, so zu sein, wie man es in sich fühlt. Und man sollte sich auch für nichts und niemanden verstellen!! Der Beruf ... !?! Beruf sollte in der Tat mit Berufung zu tun haben. Und wenn das nicht möglich ist, sollte man das, was man tut, auf jeden Fall gerne tun. Die Seele dankt es einem mit Fröhlichkeit und Leichtigkeit im Leben. Mit innerer Ruhe und Ausgeglichenheit. So ist es mir heute ein Bedürfnis, meine Mitmenschen zu einem Lächeln oder gar Lachen ;-) zu bewegen. Denn das erfreut auch mich und tut mir gut. Ich versuche, meine positive Lebenseinstellung, die ich durch all das Durchlebte gewonnen habe, weiter zu geben.

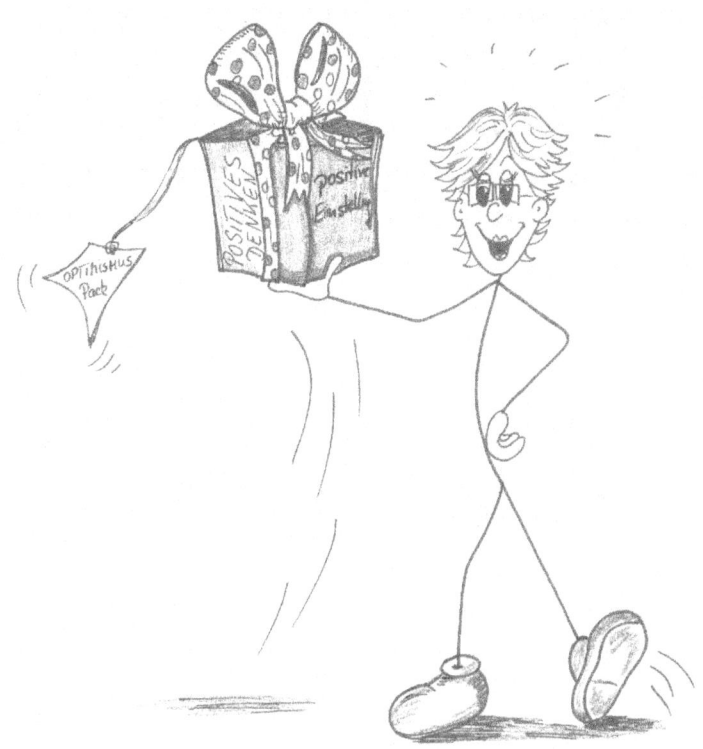

Doch das Wichtigste ist wohl, einfach ICH selbst zu sein ...
was bisweilen durchaus etwas chaotisch sein kann. Was
soll´s?? ;-) So bin ich halt!! ... und das ist gut so!! Gell??
Ein weiterer wichtiger Punkt der mir unglaublich viel Kraft
gab, ich denke das ist auch schon auf den vielen Seiten
vorher klar heraus gekommen, war (und ist) die Liebe.
Trotz all der wirklich ängstigenden Erfahrungen, die ich
1999 gemacht habe, waren immer liebe Menschen um
mich herum, die mir ihre Liebe schenkten und mich
unterstützten und meine Kinder!!

Und 2009? Gleichermaßen war da natürlich die Liebe zu meinen Kindern, für die sich definitiv jeder Kampf, zu jeder Zeit lohnt!! Doch während dieser quälenden Zeit der Op´s, wie auch der 2ten Chemotherapie, war da eben auch die neue Liebe, die Einzug in mein Leben gehalten hatte. Wie großartig ist das denn? Dieses tiefe, warme Gefühl stellte alles andere in den Schatten. Gut, manchmal in den Halbschatten.

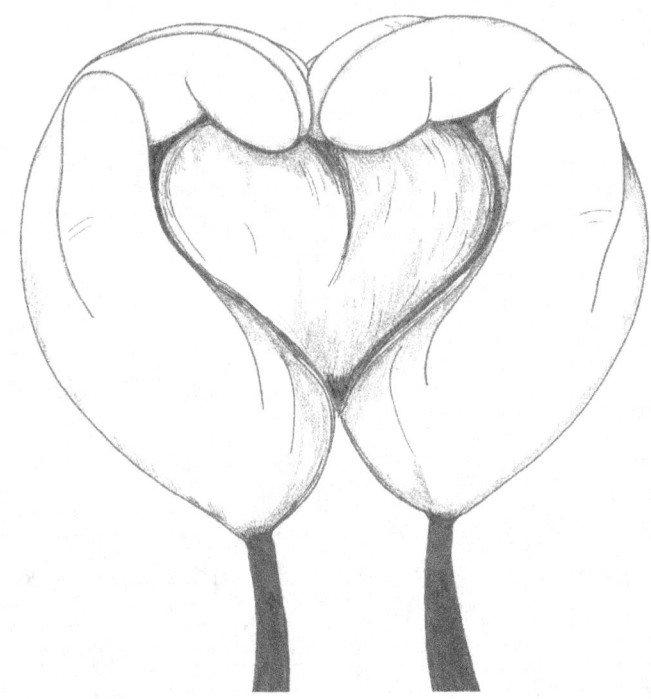

Nichtsdestotrotz: es war wunderbar. Die Nähe, die Fürsorglichkeit, die Zärtlichkeit, die körperliche Geborgenheit bei Uwe… eine wirkliche Quelle der Kraft für mich. Trotz aller Umstände geliebt zu werden, bei allen Hochs und Tiefs, ohne Haare, mit Haaren, schlank, dann weniger schlank, aufgequollen, zickig, ängstlich, heulend, lachend, voller Selbstzweifel, chaotisch … er war einfach da und an meiner Seite. Ich bekam Liebesbriefe und kleine Aufmerksamkeiten, soooo schön! Das hatte ich bis dato so noch nicht erleben dürfen.

Warum geschah das jetzt? Warum zeigte mir das Leben die Gegensätze „Liebe, Freude" und „Angst, Schmerz" auf so deutliche Art und Weise? Warum führte das Schicksal Uwe und mich zu diesem Zeitpunkt zusammen?

Meine Antwort darauf: Weil mir diese wesentlichen Dinge sonst nicht so knallhart bewusst geworden wären. Weil ich es sonst wahrscheinlich wieder nicht begriffen hätte, wie wichtig es ist, auf sein inneres Ich zu hören. Wie wichtig die Liebe im Leben ist. Und in erster Linie ist es sogar die Liebe zu sich selbst, die alles andere in Bewegung setzt. Sich selbst so zu akzeptieren wie man ist und dann zu verstehen und zu fühlen, dass man um seiner selbst willen von anderen geliebt wird. Eine wahrhaft großartige Erkenntnis, für die ich unendlich dankbar bin. Dieses gemeinsam zu er- und durchleben und daraus zu lernen, scheint unser Kismet zu sein. Und mit dieser Erkenntnis komme ich dann auch zu der Entdeckung meiner spirituellen, esoterischen Seite. Ein Blickwinkel, der sicher nicht für jeden Menschen passend und nachvollziehbar ist. Doch mir gibt diese Sichtweise auf die Dinge, auf das Leben, ganz neue Erfahrungen und ein ganz neues Lebensgefühl.

Den Blick in diese - von mir aus geistige - Welt, wurde mir ebenfalls durch Uwe geöffnet. Wenn ich in meinem Leben auch schon Erfahrungen, mit mir unerklärlichen Dingen (z. B. Oberst Leuko, meinen Leuten usw.), gemacht hatte, tat ich es immer mit dem Gedanken ab: "Naja, bisschen spinnert ist das schon! Aber es hilft mir!" Uwe jedoch hatte sich, schon bevor wir uns kennenlernten, sehr mit diesen Themen auseinandergesetzt. Seminare besucht, Bücher gelesen. Unter anderem hatte er auch ein Geistheilungs-Seminar besucht und erlernt, Energiebehandlungen zu geben. Somit war und ist er ein Geistheiler.
Bitte nicht verwechseln mit: Hand-auflegen-und-gesund-ist!! Es geht dabei um reine Energiebehandlungen, die die Chakren öffnen und dadurch den Körper wieder in Einklang bringen. Während meiner Chemo gab er mir solche Behandlungen und es ist definitiv so, dass es mir danach wirklich sehr viel besser ging. Körperlich und seelisch.

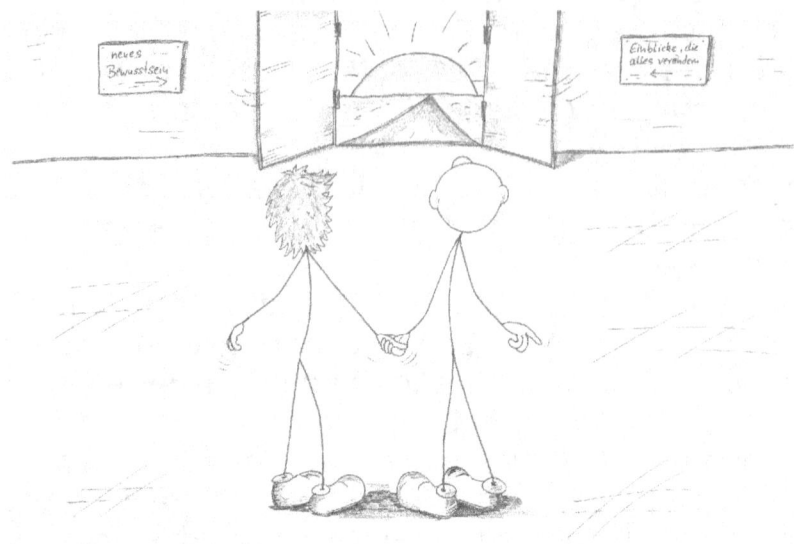

Anfänglich kam mir das schon ein bisschen wie Voodoo-Zauber vor. Du kannst mir glauben, wenn ich auf der Behandlungsliege im Wohnzimmer lag, Kerzen an, mystische Klänge aus der Stereoanlage drangen, und Uwe mit seinen Händen über meinen Körper „glitt", ohne mich zu berühren, musste ich anfänglich immer etwas grinsen. Kam mir das doch alles ein wenig merkwürdig vor. Aber ich ließ mich darauf ein. Und dann spürte ich auch, dass sich etwas in mir in Gang setzte. Anfänglich nur ein warmes, angenehmes Kribbeln an der Nasenspitze. Dieses körperliche Empfinden, ich nenne es jetzt hier mal die körperliche Regenerierung von all den negativen Einflüssen von Chemotherapie & Co., verstärkte sich von mal zu mal mehr. Es gab mir ein Stück der Vitalität zurück, die mir die Medikamente und Umstände in dieser Zeit nahmen.

Und je mehr ich mich auch wirklich vom Kopf auf diese Behandlungen einließ, je mehr ich mich auch mit dem Thema Geistheilung und anderen spirituellen Dingen beschäftigte, desto zufriedener wurde ich, desto klarer wurden mir zudem einige Dinge, die ich bisher erlebt hatte.

Bist du jemand der an solche Dinge glaubt, oder eher nicht? Wenn nicht, dann bist du jetzt vielleicht ein bisschen neugierig geworden und informierst dich einfach mal ein wenig darüber. Vielleicht öffnet sich auch für dich eine Perspektive, die du vorher noch gar nicht wahrgenommen hattest. Wer weiß?!

In meinem Fall verhält es sich so, dass meine Psychotherapeutin und auch Maria ebenso auf diesen „Pfaden" unterwegs sind. Meine Therapeutin machte unter anderem Übungen mit mir, die auf geistiger Ebene ansetzten, die z. B. die beiden Gehirnhälften dazu bringen, miteinander zu „arbeiten". Dieser Umstand verhilft einem dann dazu, Entscheidungen zu treffen, die einem vorher nicht möglich waren. Auf rationaler und emotionaler Ebene zusammen.

Wie das genau funktioniert, nun, sie weiß es besser, ich kann das nicht so gut erklären. Aber es hat funktioniert! Mir damals bei der Entscheidung, ob ich in Rente gehen sollte oder nicht. Ein Entschluss, zu dem ich mich zunächst lange nicht durchringen konnte. Maria indes unterstützte (und das tut sie ja noch immer) meine Genesung mit Reiki-Behandlungen, Meditationen und lehrte mich, wie sich durch positive Affirmationen, einem allgemeinen positiven Sprachgebrauch und positiver Einstellung, das Leben verändert. Faszinierend und am Ende doch so logisch.

Einen wirklich rundum positiven Sprachgebrauch in meinem Wortschatz zu verinnerlichen, erfordert einiges an Übung. Das klappt nicht von jetzt auf gleich. Aber ich werde immer besser darin. Das Leben bescherte und beschert mir glücklicherweise noch viele solcher wunderbaren Erfahrungen. Momente, die mich so lebensbejahend und positiv werden ließen, wie ich es heute bin und die mir immer wieder helfen, mit den Tiefausläufern meines Lebens klar zu kommen. Über diese Dinge offen zu sprechen, ... ist eine kleine Mutprobe für mich. Denn all das ist für mich selbst noch so fremd, irrational und schwer zu erklären.

Fakt ist doch: Im Leben ist nicht immer alles nur rational zu erklären. Sei offen und spüre in dich hinein. Hadere nicht mit deinem Schicksal, es kostet dich nur Energie. Nimm dein Leben lieber selbst in die Hand, mach was daraus! Finde deinen eigenen Weg, denn nur auf dem kannst du mit festen Schritten, trotz mancher Stolpersteine, aufrecht und erfolgreich, vor allem aber glücklich, voran schreiten.

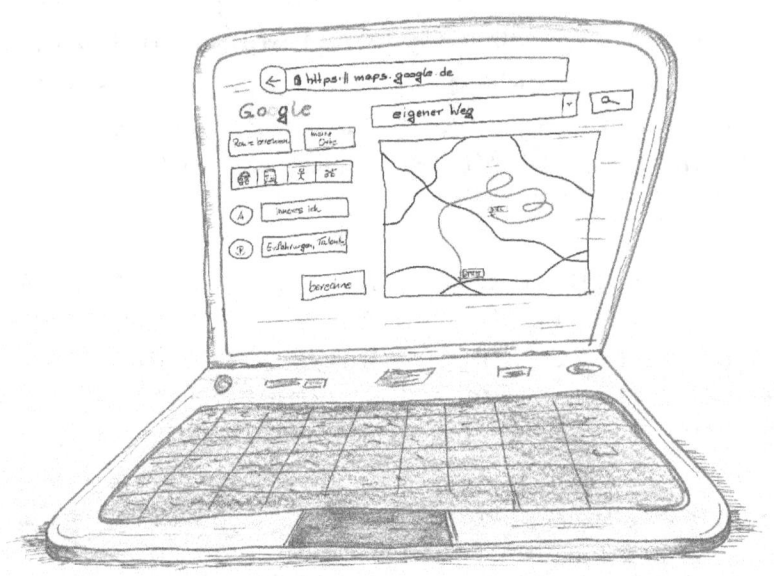

Hallo Leben – ich hab´s kapiert!!

Kapitel 15

Allmählich erreiche ich hier beim Schreiben einen Punkt, der mir das Gefühl gibt: Ja, du hast jetzt alles gesagt! Und auch ein Gefühl der Ruhe, Leichtigkeit und Dankbarkeit, endlich die Vergangenheit loszulassen, sie mir mit all diesen Worten von der Seele geschrieben zu haben, erfüllt mich.

Lange Zeit haben mich so manch schwarze Schatten der Vergangenheit nun schon begleitet und haben sehr viel Raum in meinem Leben eingenommen. Haben sich unbemerkt breit gemacht und so mein Leben nachhaltig beeinflusst.

Zu behaupten, diese schwarzen, dunklen Schatten hätten sich jetzt komplett in Luft aufgelöst und alles ist nur noch „eitel Sonnenschein", wäre gelogen. Aber ich weiß heute damit umzugehen. Heute gebe ich diesen Weggefährten keine Gelegenheit mehr, so raumgreifend zu werden. Wenn graue Wolken aufziehen, gehe ich in „hab-acht"-Stellung und fahre alles an Möglichkeiten auf, die mir zur Verfügung stehen, um diese finsteren Gesellen zu vertreiben. Ich heiße diese Dunkelmänner zunächst willkommen und dann schicke ich sie mit Pauken und Trompeten „in die Wüste"!! Darüber reden ist für mich, nach wie vor, Schutzmechanismus Nr. 1.

Situationen und Momente, die mir Unbehagen zufügen, die mir Angst machen oder mir einfach auf simpelste Art und Weise missfallen, in Worte zu fassen und dadurch im Fluss zu halten, ist eben so einfach wie wirksam. Sprich die Dinge aus! Rede darüber! Denn dann haben sie keine Chance, sich irgendwo negativ in meinem Körper festzusetzen.

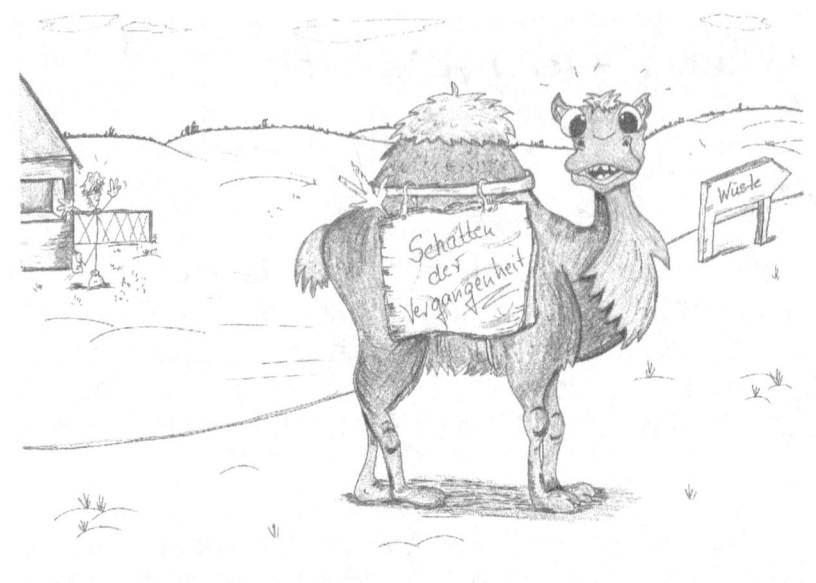

Doch oftmals stehe ich in solchen Momenten, wo die Angst um sich greift, alleine da, weil natürlich nicht immer sofort jemand zur Stelle ist. Dann nutze ich für mich Schutzmechanismus 2, das Visualisieren der Angst. Ich stelle mir dann meine Angst mit einem „greifbaren Bild" vor, schaue sie an und versuche zu erfassen, was sie mir sagen will. Ein Rat von Maria, zum Umgang mit einer Panikattacke ist, die Furcht „beim Schopfe zu packen und auf den Schrank zu setzen", beispielsweise. Oder in eine Ecke zu verbannen, um sie dann von „außen" zu betrachten, damit sie in meinem Inneren keinen Platz hat. Klingt schon wieder ein wenig verrückt, ich weiß.

Aber bei mir funktioniert das wirklich gut, wenn mich die Panik, das Entsetzen, mal wieder am Schlafittchen packt. Ausgelöst z. B., wie gerade kürzlich, durch einen Bericht im Fernsehen, in dem eine Untersuchung im CT beschrieben wurde. Es packte mich während dieses Berichtes derart heftig, dass ich Atemnot und Kreislaufprobleme bekam.

So sehr hatte ich mich mental auf diese Schilderungen eingelassen, so krass hatten sie mich in die Vergangenheit und meine damaligen Erfahrungen katapultiert. Zu ergründen und zu verstehen, das ist für mich ein ganz wichtiger Aspekt im Umgang mit der Angst und zu ihrer Bewältigung. Sie auf ein gesundes Maß zu Recht stutzen und dann dankbar sein, dass sie da ist – in einem gesunden Maß! Natürlich erfordert das manchmal ein hartes Stück Arbeit. Aber dadurch habe ich die Zügel in der Hand und nicht umgekehrt.

Die Zügel in der Hand haben … ein weiterer guter und wichtiger Punkt im Leben. Auf meinem Kalender steht heute: „Sei ein Gestalter, kein Erdulder". Dazu ein paar erklärende Worte. Fühlt man sich im Leben benachteiligt und ungerecht behandelt, dann hat man zwei Möglichkeiten: man übernimmt die Opferrolle (Erdulder) oder man geht in die Offensive und wird Gestalter seines Lebens, indem man handelt. Sich fragen, was kann ich tun, um mich besser zu fühlen? Welche Möglichkeiten habe ich, mein Leben so zu gestalten, dass ich mich gut fühle? (Quelle: Lebensfreude-Kalender 2013)

Für mich sieht das so aus:

Ich bewege mich. Ich handele. Ich höre auf mein Bauchgefühl. Wenn es Dinge gibt, die mir missfallen, ob in der Beziehung, Freundschaft, Familie, … ich sage es. Schaue, wie ich für mich die Situation verändern, entschärfen kann, so dass ich mich gut fühle.

Zugegeben, ich befinde mich da noch in der Übungsphase und manchmal dauert es ein wenig (länger), bis ich die notwendigen Schritte auch wirklich mache. Aber ich werde auch darin immer besser.
Schaue ganz genau, was schlecht für dich ist und verändere es. Aber bitte immer, ohne dein Gegenüber zu verletzen, wenn es um Zwischenmenschliches geht. Bleibe bei Konflikten immer „bei dir selbst", formuliere aus der eigenen Perspektive heraus.

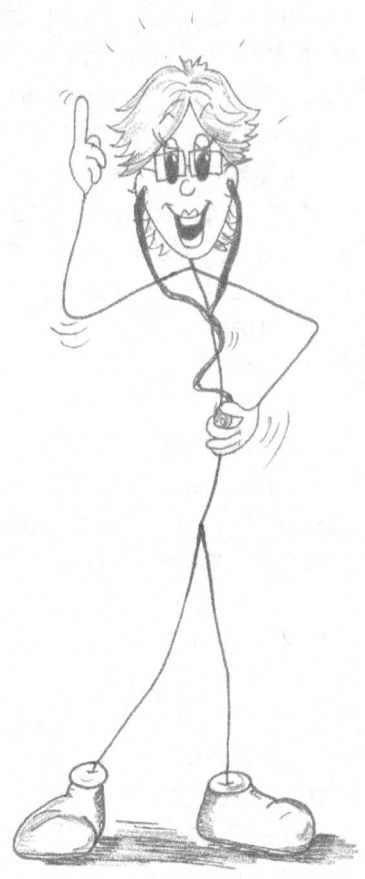

Hierzu ein kleines Beispiel: eine Freundin hat sich eine ganze Weile nicht bei mir gemeldet. Und wenn, dann nur via sms. Wir hatten uns wirklich mal sehr nahe gestanden und diese Situation, in der wir uns nun befanden, tat mir nicht gut. Ständig fragte ich mich, warum sie nicht mit mir reden wollte, dachte sehr häufig an sie.

Anschließend hatte ich jedes Mal ein ungutes Gefühl im Bauch. Also entschied ich schlussendlich, ihr genau das mitzuteilen. Denn letztendlich kosteten mich diese Gedanken sehr viel Energie, negative Energie, die ich los werden wollte. So teilte ich ihr mit, dass es mir mit dieser Situation schlecht ging, und dass ICH mir wünschte, mit ihr zu reden. Ich wollte nicht mehr nur via sms von ihr angepingt werden, denn so konnte unsere Freundschaft keinen Bestand haben.

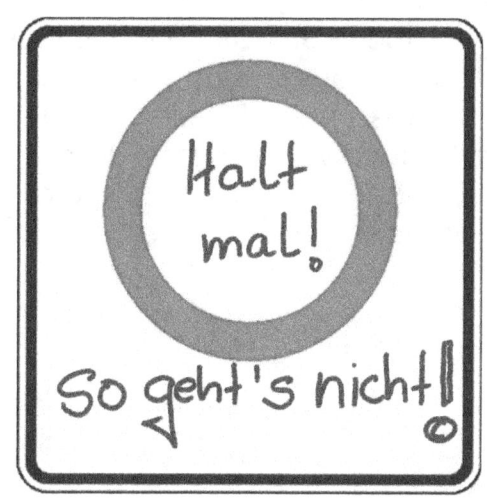

Wie anders klingt das doch, als wenn ich ihr gesagt hätte: DU meldest dich gar nicht!! Ein Vorwurf! Und den hört keiner gern!! Meine Freundin war zwar zunächst erschrocken über meine Ehrlichkeit, sah es aber auch sofort ein und seither ist diese Sache geklärt und wir sehen und sprechen uns jetzt wieder häufig. Und wenn ich mich in einer Situation befinde, die mir Unbehagen verschafft? Dann schaue ich ganz konkret, was ich direkt aktiv tun kann, um diese Situation zu verändern, z. B. kurz den Raum verlassen und tief durchatmen. Selbst wenn das in dem Moment vielleicht keine endgültige Lösung für diesen Umstand ist, fühle ich mich jedoch sehr viel besser und kann mich der Situation dann wieder stellen.

In den letzten 3 Jahren habe ich einiges gelernt und erfahren. Über mich und über Dinge zwischen Himmel und Erde, die ich nicht kannte, die mich immer wieder auf´s Neue überraschen, verwundern, begeistern und neugierig machen. Auch irritieren, das gebe ich zu. In letzter Konsequenz lassen sie mich aber „verstehen" und mich mit einem neuen Bewusstsein durch mein Leben gehen. Ein neues Bewusstsein für mich selber und für viele Dinge die im Leben so passieren.

An sich selbst glauben. Sich lieben. Sich Ziele setzen und visualisieren, denn: Träume sind Ziele mit Termin! Positiv denken und weitestgehend alles Negative aus dem Alltäglichen verbannen. Seit dem ich nur noch maximal einmal am Tag, manchmal sogar nur ein bis zwei Mal in der Woche Nachrichten höre, geht es mir viel besser.

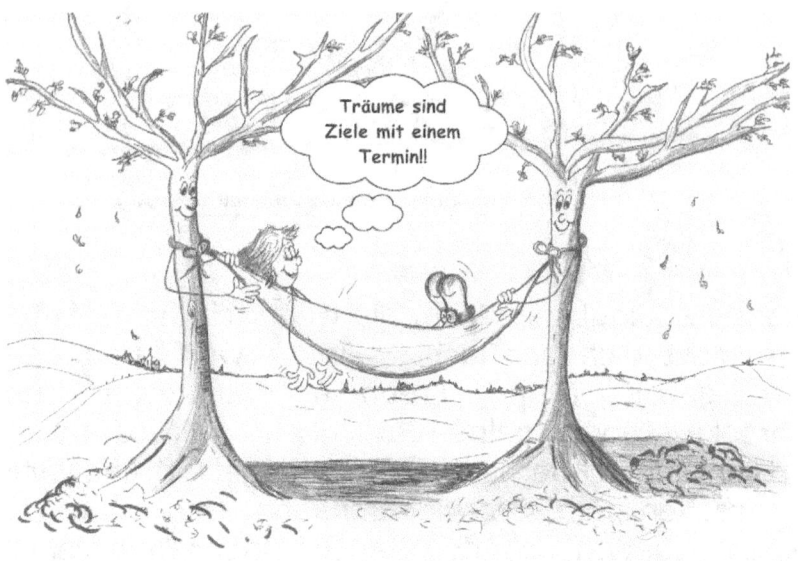

Denn die zeitweilig stündliche Dauerbeschallung von beispielsweise Radionachrichten brauche ich definitiv nicht. Natürlich passieren schlimme Dinge in der Welt, aber es reicht doch wirklich, wenn ich mich darüber 1-2 Mal in der Woche zusammengefasst informiere.

Vergeben können, Dinge loslassen. Ins Reine kommen mit Menschen oder Situationen, die einen belasten. Manchmal vielleicht ein Leben lang. Ich habe gelernt, dass es mich nur Energie und Kraft kostet, diesen Ballast mit mir „rumzutragen". Energie, die ich viel besser für mich selber nutzen kann. So habe ich mit einigen Dingen abgeschlossen, sie losgelassen und bin im Reinen damit. Ob das mein damaliger Lehrherr, die Trennung von Frank oder z. B. auch der für mich als kleines Mädchen dramatische Auszug meiner Schwester ist. Ich habe die negativen Gefühle dazu losgelassen, habe verziehen. So kann ich heute ohne Groll oder ein ungutes Gefühl an diese Menschen oder Situationen zurückdenken. Das ist sehr befreiend und vor allem positiv für die eigene Gesundheit.

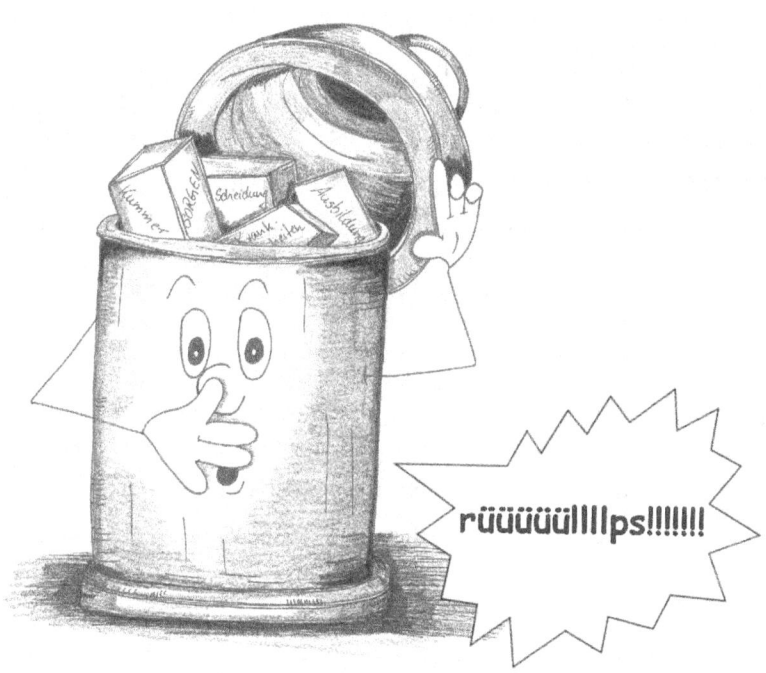

Auch Dankbarkeit ist ein großer, wichtiger Punkt. Dankbar sein, für all die Dinge, auch sehr kleinen Dinge, die einem täglich passieren. Dadurch verschafft man sich ein positives Umfeld, positive Energie und auch Raum für positive Ereignisse im Leben. Zufällig las ich gerade einen Artikel über dieses Thema in einer Frauenzeitschrift. Wobei es wahrscheinlich gar kein Zufall war. Der Artikel wies auch auf das Buch „The Magic" von Rhonda Byrne hin, welches sich mit dem „Dankbar sein" beschäftigt. Ich habe es mir gleich bestellt und bin schon sehr gespannt darauf, damit zu arbeiten.

All die Bücher, Filme, Artikel, Begegnungen mit Menschen oder eben auch Therapien, die ich in den letzten Jahren gemacht habe, sensibilisierten mein Bewusstsein für die geistige, energetische Ebene und für mein ICH. Mein erstes Buch in dieser Richtung ist von Louise L. Hay, „Gesundheit für Körper und Seele". Dieses Buch hat mich 2010 während der Chemo begleitet. Eine liebe Freundin hatte es mir damals geschenkt und es hat einen neuen Blickwinkel für mich geöffnet. Auch die Motivationskarten von Louise Hay, die ich jedes Mal bei einem Maria-„Termin" ziehe, begleiten mich seither. Wunderbare positive Affirmationen und Denkanstöße.

Vor kurzem erreichte mich das Buch „Das Café am Rande der Welt" von John Strelecky. Dieser an und für sich „kleine Schmöker" beschäftigt mich momentan sehr, es geht darum, den Sinn seines Lebens zu finden. Ebenso haben mich Filme wie „The Bleep" oder auch „The Secret", nachhaltig – nun ich kann fast schon sagen – verändert. Auf das Positivste. Denn diese Filme haben mein Bewusstsein für die Macht, für die Werkzeuge geöffnet, die uns allen in uns selbst zur Verfügung stehen. Früher hätte ich niemals gedacht, dass es so etwas für mich gibt, hätte nicht an derlei Dinge geglaubt, doch meine eigenen Erfahrungen brachten mich dort hin und haben mein Bewusstsein dafür geöffnet.

Und dann gab es da auch noch die Begegnung mit einer Frau namens Verena. Verena B. ist ihres Zeichens ein Life-Coach und Medium. Ich möchte gar nicht näher darauf eingehen, denn auch hier steht es jedem frei, über solche Dinge zu denken, wie er mag. So einem Menschen war ich vorher noch niemals begegnet. Jedoch hat sich für mich durch dieses Treffen nochmals einiges verändert und auch einiges bestätigt.

So ermutigte, bestärkte mich diese Begegnung in meinem Glauben an meinen inneren Arzt, meine Selbstheilungskräfte und die positive Kraft der Energien und deren Auswirkungen für mich selbst. Wenn du offen bist für diese Dinge, dann informiere dich selbst darüber und schau, ob du auf dieser spirituellen Ebene einen Weg für dich findest.

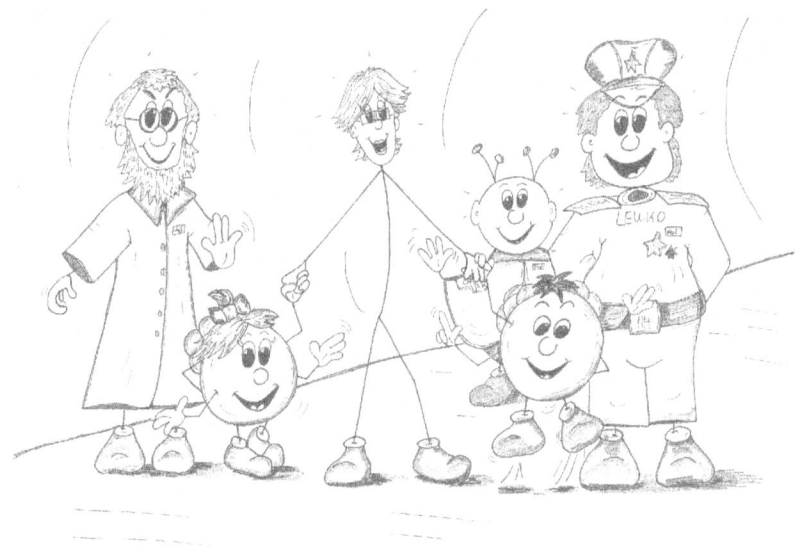

Verena war es auch, die mich dazu anhielt, jeden Tag dankbar für die großen und kleinen Dinge des Lebens zu sein. Sie stellte mir einmal die Aufgabe, 50 Dinge aufzuschreiben, für die ich in meinem Leben dankbar bin. Zunächst, da bin ich ganz ehrlich, dachte ich: „Was soll das?"

Aber als ich mich dann hinsetzte und anfing, alles was mir hierzu einfiel zu Papier zu bringen, wurden es weitaus mehr als nur 50 Dinge. Seit diesem Tag schreibe ich jeden Tag so eine Liste in ein Buch, wenn ich es nicht schaffe zu schreiben, mache ich diese Liste in Gedanken. Und seither lege ich mich jeden Abend mit einem wirklich guten Gefühl schlafen. Ich kann nicht erklären, was Verena bei mir bewirkt oder ausgelöst hat. Tatsache ist, dass ich den Druck, der auf meiner Brust lag, seit sie zu mir sagte: „ Ich möchte etwas Gutes für dich tun. Darf ich?", und ich es ihr erlaubte, weg ist. Wenn ich diesen Druck vorher auch gar nicht bewusst gespürt hatte, spürte ich „danach" eine unglaubliche Weite und Freiheit um meine Brust. Ich konnte wieder atmen, mein Herz hatte Freiraum. Das war am Anfang ein ganz eigenartiges, aber überaus beglückendes Gefühl.

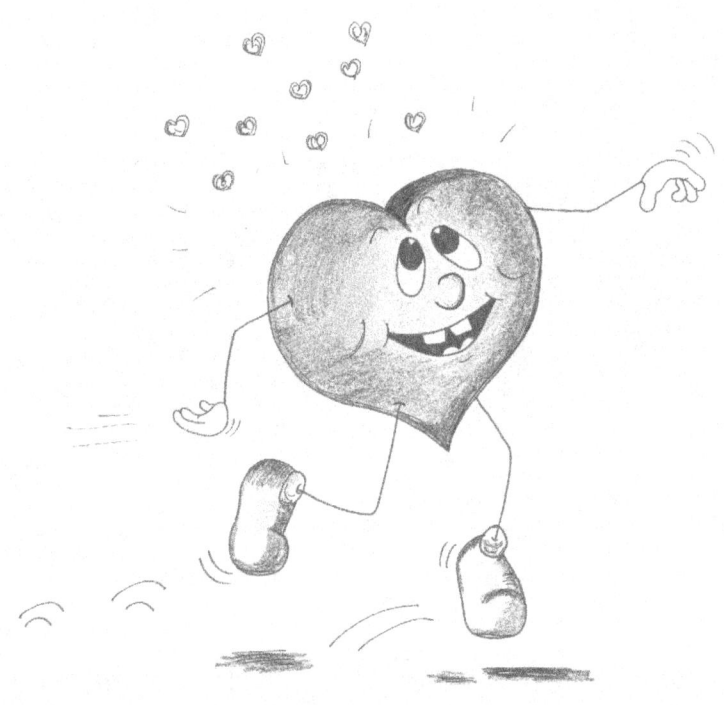

Ich fühlte mich so frei und hatte so viel positive Energie in mir, dass ich am liebsten einfach losgerannt wäre. Was ich in gewissem Maß auch tat. Walkingschuhe angezogen und ab dafür! Lange Zeit war ich schon nicht mehr so schnell und ausdauernd bei einer Walking-Runde unterwegs gewesen. Mein Bewusstsein für die Schönheit der Natur, die frische Luft, meine geliebten Bäume, alles nahm ich wieder sehr viel bewusster wahr.

Es war wirklich eine großartige und für mich sehr tolle und emotionale Erfahrung. Als ich Verena davon erzählte und auch, dass ich zum Teil gar nicht wusste, wie ich mit meinen ganzen neuen Gefühlen umgehen sollte, z. B. dass mein Herz so pumperte, dass ich dachte ich bekomme einen Herzinfarkt (*rot wird*), lachte sie und erklärte mir, dass mein Körper sich umstelle und die heilende Energie am Werk wäre. … wie gesagt: denke darüber wie du magst. Mir geben diese neuen Erfahrungen in meinem Leben sehr viel Kraft und die Gewissheit, dass es sehr viel mehr gibt, als mein „kleiner Verstand" erklären kann.

So kann ich sagen: es gibt Umstände im Leben, die kann ich nicht erklären und auch nicht so recht einordnen. Ebenso klingen sie manchmal ein wenig verrückt und fühlen sich auch so an. Doch alles was da so um mich „herum" passiert, erfüllt mich mit einer unglaublichen Ruhe und Zufriedenheit, ich lasse diese „Phänomene" einfach geschehen. Tatsache ist, je mehr ich mich mit solchen Dingen beschäftige, desto mehr Situationen ergeben sich, in denen ich ihnen begegne.

Warum bin ich hier?

Eine Frage, deren Beantwortung ich mir ganz langsam erarbeite und von der ich glaube, mir einen Teil schon beantworten zu können. Sicher bin ich nicht hier, um traurig zu sein und zu leiden. Auch nicht, um ein Leben zu führen, welches meinen Fähigkeiten, Begabungen, Leidenschaften, meinem Naturell nicht entspricht.

Warum bin ich hier?

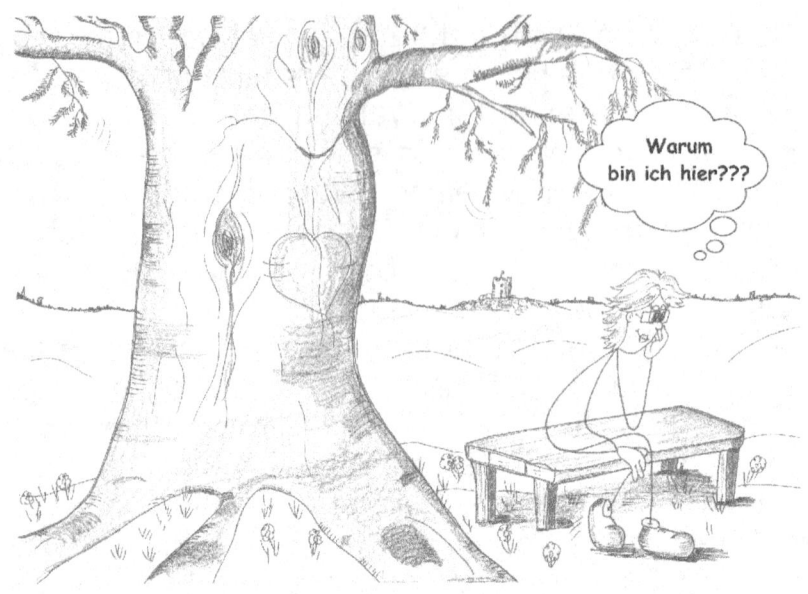

Ich bin hier, um mein Leben zu genießen. Um aus den Erfahrungen, die mein Leben mir bisher brachte, zu lernen. Um zwei wunderbaren Menschen das Leben zu schenken und zu sehen, wie sie heranwachsen.

Ich bin hier, um zu malen, zu zeichnen, zu schreiben und um damit mir selbst große Freude und ein paar wenigen oder vielen Menschen zu helfen oder ihnen einfach ein Lächeln ins Gesicht zu zaubern.

In erster Linie bin ich aber wohl hier, um mich selbst zu lieben, mich zu akzeptieren wie ich bin und fröhlich und in Dankbarkeit auf dieser wunderbaren Erde zu „wandeln" und zu lernen.

Denn … , dass ich die vielen „Zaunpfahlwinker" in meinem Leben kassierte und doch jedes Mal mit einem blauen Auge davon kam, dafür muss es definitiv einen Grund geben!! Hallo Leben! Da bin ich und ich habe vor, noch sehr lange hier zu bleiben!!!

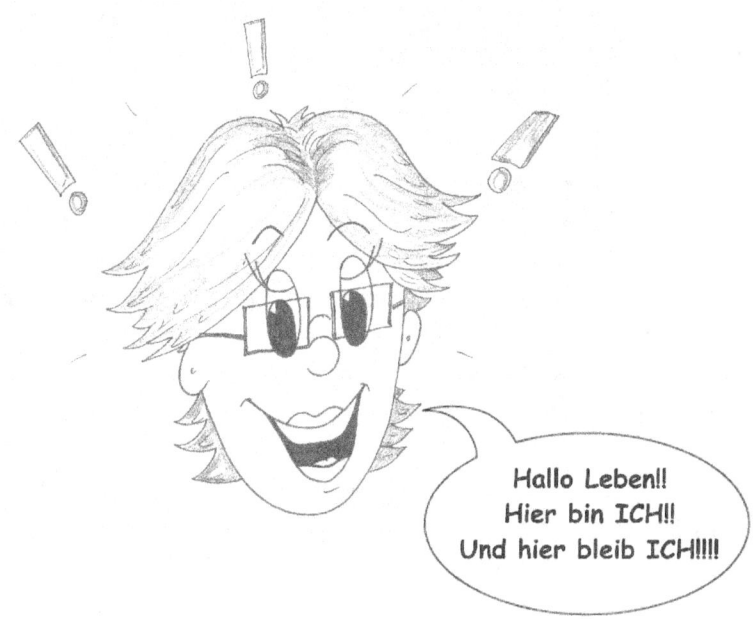

Liebe, lache, lebe!! Denn das Leben ist es - ohne den geringsten Zweifel – absolut wert!

Epilog – Trudi Hasenherz

Es war einmal ein kleines, fleißiges Mädchen namens Trudi Hasenherz. Trudi Hasenherz lebte in einer fantastischen Welt voller Farben und voller Liebe. Sie hatte eine wunderbare Gabe: Trudi backte die wunderbarsten Biskuittörtchen in der Stadt. Wenn man davon aß, diesen wunderbaren Geschmack erlebte, fühlte man sich einfach froh und glücklich.

Trudi liebte es, diese Törtchen zu backen und verteilte sie gern. Doch wenn die Menschen ihr nach dem Genuss der Törtchen sagten, wie wunderbar sie schmeckten und wie gut man sich nach dem Genuss dieser feinen Köstlichkeit fühlte, glaubte Trudi Hasenherz ihnen nicht.

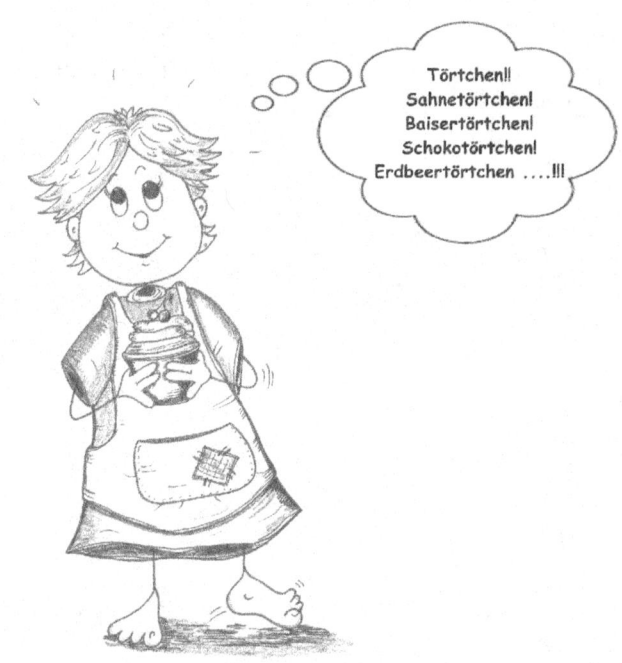

Auch wenn sie es mit eigenen Augen sah, dass den Menschen ihre Törtchen köstlich schmeckten und sie es ebenso erlebte, dass diese Törtchen auf eine magische Weise Einfluss auf das Gemüt desjenigen hatte, der es aß, zweifelte sie daran. Trudi glaubte nicht an den Zauber, den diese Törtchen hatten. War es doch NUR sie gewesen, die diese Törtchen gebacken hatte. Was sollte daran schon besonders sein?

Schuld an diesen Zweifeln war eine griesgrämige Alte, in deren Haus Trudi Hasenherz wohnte. Die Alte hatte in ihrem Leben selbst niemals Glück gehabt und gönnte es deshalb auch niemand anderem. Die Alte sagte Trudi, dass die Törtchen nichts taugten, viel zu süß seien und aussähen wie schrumpelige, alte Kartoffeln. Und Gott weiß, was passieren würde, wenn man davon aß, wo Trudi doch gar keine Ahnung vom Backen hätte! Lieber solle Trudi in der Wäscherei der Alten arbeiten, das wäre doch redliche Arbeit und sinnvoll. Wollte die Alte letztendlich doch nur die Arbeitskraft des fleißigen Mädchens für ihre eigenen Zwecke nutzen.

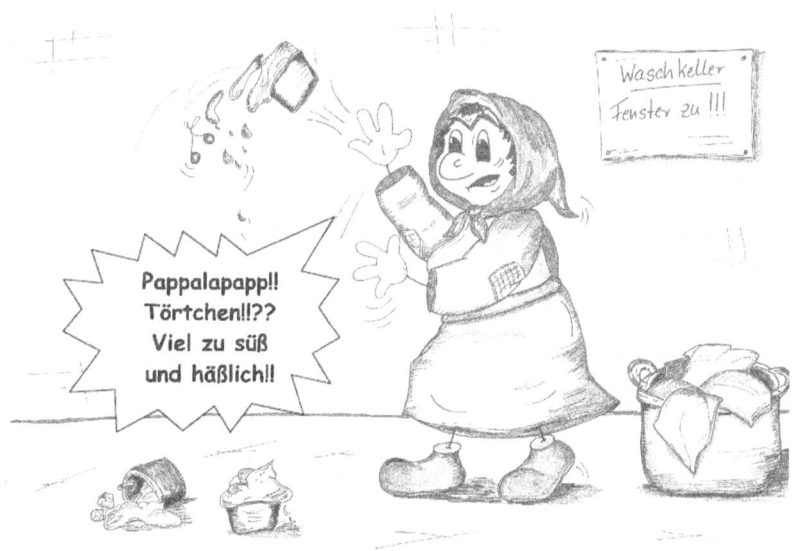

Fatal war, dass die Worte der Alten Trudi in ihrem Denken bestätigten. So backte sie fortan keine Törtchen mehr, sondern schrubbte Wäsche in der dunklen, feuchten, kalten Waschküche der Greisin.

Die Arbeit machte Trudi gar keinen Spaß. Sie fühlte sich nicht gut und immer wieder dachte sie wehmütig an ihre Törtchen und wie viel Spaß ihr das Backen gemacht hatte. Doch wenn sie es der Alten gegenüber erwähnte, wurde diese zornig und verbot ihr, ihre Zeit mit solchem Unfug zu verschwenden. So wurde Trudi immer trauriger. Die Freude, die sie einst versprüht hatte, wich der Angst, etwas falsch zu machen. Die leuchtenden Farben wichen einem tristen, Angst einflößendem Grau. Langsam nahm dieses Grau Gestalt an, ein Schatten, der Trudi Hasenherz auf Schritt und Tritt folgte: der grässliche Graus! Wie ein dunkler Weggefährte folgte er Trudi und umhüllte ihre Gestalt mit seinen dunklen Nebelschwaden.

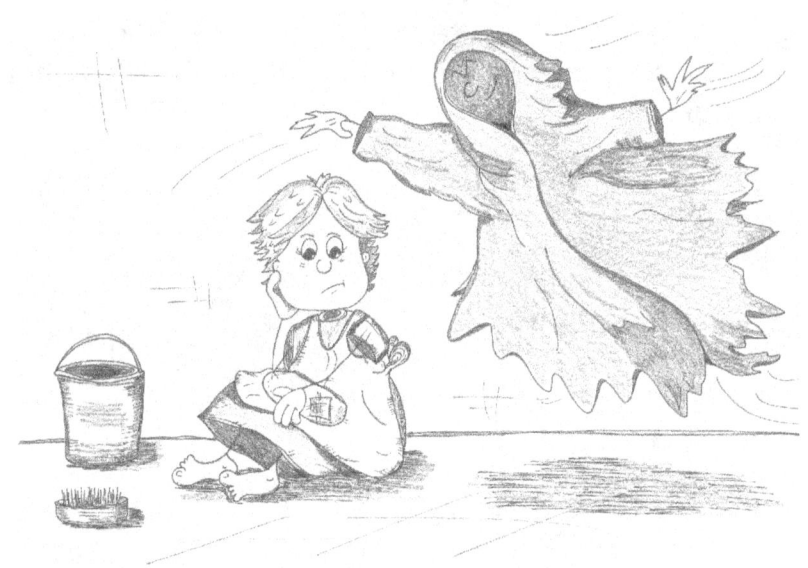

Einmal, ein einziges Mal nahm sie allen Mut zusammen und backte heimlich ein Törtchen. Bei dem Gedanken daran, erschien ihr die Welt plötzlich wieder heller und farbiger. Doch schon während sie die Zutaten vermischte, kehrten die Zweifel an ihr Können zurück und sie merkte, dass ihr auch die Freude am Törtchenbacken verloren gegangen war. Und so vergammelte das wunderbare Törtchen ungegessen auf dem Teller.

Die Zeit strich ins Land. Trudi Hasenherz wurde immer freudloser, ihr innerer Glanz ging ganz verloren. Der grässliche Graus nahm immer mehr Besitz von ihr. Bis es eines Tages soweit kam, dass Trudi Hasenherz krank und von der schweren Arbeit in der dunklen Waschküche gezeichnet, zusammengesunken auf dem kalten, feuchten Boden saß und keine Kraft mehr hatte aufzustehen. Sie wollte nicht mehr. Das Leben war ihr so trostlos geworden, dass sie keinen Sinn mehr darin sah, weiter zu machen. Der grässliche Graus indes feierte ein Fest! Hatte er doch sein Ziel erreicht! Denn er hatte die Macht über Trudi Hasenherz gewonnen. Hatte mit seinen dunklen Schwaden Trudis Lebensgeist vollkommen umschlungen. Sogar die Alte war erschrocken von dem Zustand des Mädchens und gönnte ihr eine Pause bei der Arbeit.

Trudi schleppte sich nach draußen und setze sich vor das Haus auf eine Bank in der Sonne. Doch sie verspürte das Licht und die Wärme, die die Sonne spendete, gar nicht. Zu getrübt war ihr Blick von den Fängen des grässlichen Graus. Plötzlich sprang eine weiß-graue Katze, um genau zu sein ein Kater, auf ihren Schoß. Er kuschelte sich mit dem Kopf an Trudi Hasenherz und dann schaute er ihr direkt in die Augen. Und plötzlich hörte Trudi seine Stimme.

„Guten Tag, Trudi Hasenherz. Mein Name ist Asmael. Seit langer Zeit beobachte ich dich und sehe, dass es dir sehr schlecht geht. Nun kann ich es nicht mehr mit ansehen. Wach auf!! Komm raus aus dem dunklen Waschkeller und fange wieder an zu leben! Du bist nicht hier, um in dem dunklen Kellerloch dreckige Wäsche zu waschen und zu verwelken wie eine Blume, die kein Wasser und kein Licht bekommt.

Merkst du nicht, wie der grässliche Graus die Macht über dich gewinnt? Wehr dich! Wach auf! Frage dich, was es ist, was du in deinem Leben tun möchtest!! Tu dies, bevor es dafür zu spät ist!!" Und – schwupps – mit einem Satz war der Kater, genauso plötzlich wie er gekommen war, wieder weg.

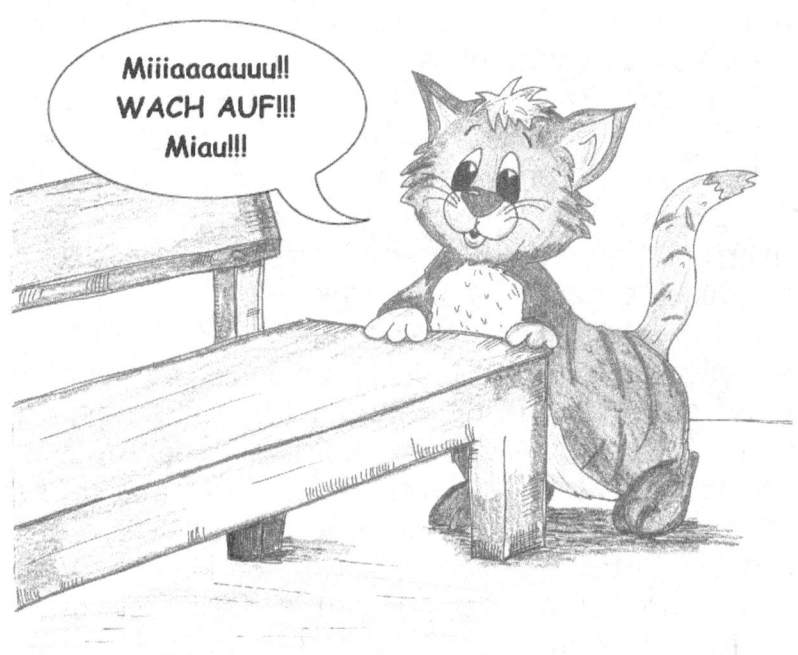

Trudi Hasenherz fühlte, wie etwas in ihr zu arbeiten begann. Ein kleiner heller Funken, ihr innerstes Ich und ihr Kampfgeist, waren wieder zum Leben erweckt worden. Plötzlich nahm sie auch die dunkle, schwere und energieraubende Last, mit der der grässliche Graus auf ihr lastete, wahr.

NEIN! Das wollte sie nicht! Sie wollte leben. Trudi Hasenherz nahm all ihren Mut zusammen, ging zu der Alten und sagte ihr, so energisch sie noch konnte, dass sie von heute an nicht mehr bei ihr arbeiten würde. Zu Trudis Erstaunen entgegnete die Alte nichts und versuchte auch nicht, sie davon abzuhalten. Viel zu verblüfft war sie wohl ob der kräftigen Worte von Trudi.

Sofort fühlte sich Trudi viel besser. Und die Welt erschien ihr auch gleich viel freundlicher. Trotzdem sie vom energieraubenden, grässlichen Graus geschwächt war, spürte sie einen unbändigen Tatendrang. Trudi Hasenherz wusste nun, was sie zu tun hatte. Denn der kluge Kater Asmael hatte ihr die Augen geöffnet. So fing sie an, endlich das in ihrem Leben zu tun, woran sie Freude hatte. Sie backte Biskuit-Törtchen. Feines, glücklich machendes Gebäck, dass sowohl Trudi als auch den Menschen, die es aßen, viel Freude bereitete.
Und Freude und Glück ist etwas, was so einem Gesellen wie dem grässlichen Graus, den Nährboden für seine eigene Existenz entzieht.

Und auch wenn seine Anwesenheit bei Trudi Hasenherz deutliche Spuren auf ihrer Seele hinterlassen hatte, die ihr auch immer wieder als dunkle Schatten begegneten, so hatte sie doch erkannt und gelernt, dass man aus eigener Kraft sehr viel schaffen kann. Der Glaube an sich selber und an die Fähigkeiten, die einem für das Leben mitgegeben worden sind, geben einem mehr Stärke und Energie, als man es vielleicht meinen mag. Trudi Hasenherz eröffnete ihre eigene Törtchenbäckerei. Sie ging fortan freudig und strahlend durch´s Leben und mit dieser Lebensfreude schenkte sie vielen anderen ein kleines bisschen mehr Licht in ihrer (vielleicht) vormals dunklen Welt.

Und der Kater Asmael fand bei Trudi Hasenherz einen kuschelig, warmen Ehrenplatz - in ihrem Herzen und direkt neben dem Ofen in der Bäckerei.

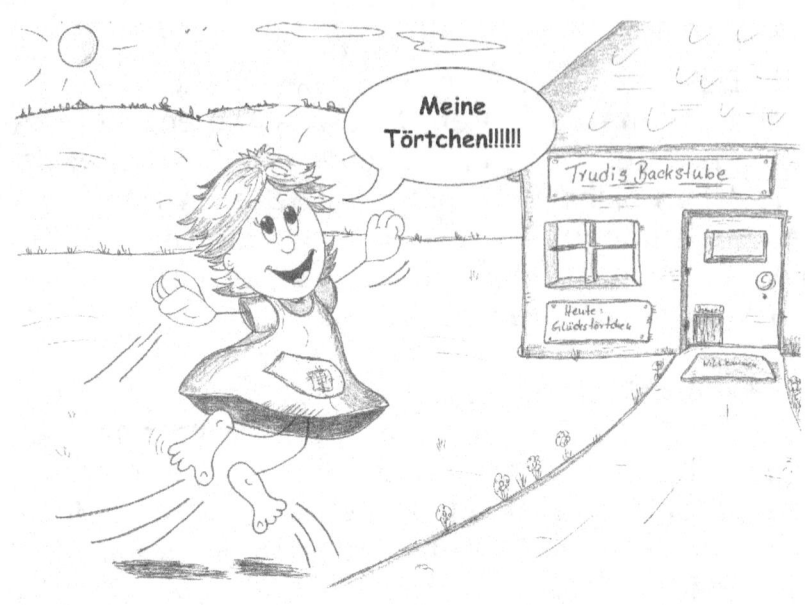

Durch Asmael vergaß Trudi Hasenherz niemals, dass es nie zu spät ist, Dinge in seinem Leben zu ändern.

Anmerkung

Weitere Anomis-Bilder und Geschichten sind zu finden auf

www.mona-hagemeier.de

www.ingramcontent.com/pod-product-compliance
Lightning Source LLC
Chambersburg PA
CBHW081059290526
45795CB00006B/1922